カラダによく効く野菜の食べ方

白鳥早奈英

健康人新書
廣済堂出版

はじめに

日本人の食生活がすっかり洋風化した現在、以前はハレの日にしか食べる機会のなかった肉料理が毎日の食卓に登場するようになり、代わりに野菜を食べる量が減ってしまいました。このツケとして、2人に1人ががんにかかり、3人に1人ががんで死亡するという昨今です。

1990年にアメリカ国立がん研究所が「デザイナーフーズ」を発表しましたが、その内容は、ピラミッド型で頂上に行くほど重要度の高い食品となっています。頂上には、にんにく、キャベツ、かんぞう、大豆、しょうが、にんじん、セロリ、パースニップ、2段目にはたまねぎ、お茶、ターメリック、全粒小麦、玄米、かんきつ類、トマト、なす、ピーマン、ブロッコリー、カリフラワー、芽キャベツ、3段目がマスクメロン、ハーブ（バジル、タラゴン、ハッカ、オレガノ、タイム、アサツキ、ローズマリー、セージ）、きゅうり、じゃがいも、からす麦、大麦、ベリーとなっています。

食品のほとんどが野菜・果物ということから、いかに野菜・果物の力が大きいかということがおわかりいただけることと思います。この運動が功を奏してアメリカ人のがん患者は大幅に減りました。一方日本では野菜の消費量が減るのに反比例して、がん患者は右肩上がりに増え続けています。

さらに、肥満も増え、糖尿病や高血圧や心臓病などの生活習慣病も増え続けています。また、便秘に苦しむ人も増えていますが、これも野菜不足によるものです。

ビタミンやミネラルや食物繊維の供給源としての野菜・果物には、ポリフェノールなどのファイトケミカル（機能性成分）も多く、抗酸化作用もあり、若返りや美容効果も期待できます。さらに、野菜・果物は「食べ合わせ」により、一層効果的となります。

本書によってそれぞれの野菜の特徴を知っていただき、さらに効果的な食べ方や食べ合わせについても参考にしていただけましたら幸いです。

最後にこの本の出版にあたり、大変お世話になった編集部の野田恵子様そして、嶋尾通様に心より感謝申し上げます。

２０１５年　秋

白鳥　早奈英

カラダによく効く野菜の食べ方

目次

はじめに……3

1章　現代人は野菜が不足しています……15
1日350グラムの野菜を食べていますか?……16
野菜の食べ方を考えましょう……20
野菜の効能を知って、野菜不足による体調不良を解消……22

2章　野菜を効果的に食べるには……27
野菜の特徴を知っておこう……28
〈実を食べる野菜〉
◆トマト　がんや老化を予防するリコピンに注目……29
◆ピーマン　油と一緒に調理するのがおすすめ……31
◆カボチャ　ビタミンEに若さを保つ働き……33
◆オクラ　ネバネバ成分が胃腸の働きを整える……35

◆なす　皮の紫色にはポリフェノールがいっぱい……37
◆ゴーヤ　苦味成分が糖尿病や高血圧予防に効果的……38
◆ズッキーニ　風邪の予防や疲労回復に効果的……40
◆とうもろこし　疲労回復効果のあるアミノ酸の宝庫……42
◆えだまめ　アルコールを分解し肝臓への負担を軽減……44
◆そらまめ　鮮度がよいほど栄養価が高い……45
〈根を食べる野菜〉
◆だいこん　生食で胃腸の働きを整える……47
◆かぶ　栄養価が高い葉の部分に注目……49
◆にんじん　たっぷりのβ-カロテンで免疫力アップ……50
◆たまねぎ　涙を出す成分に生活習慣病の予防効果がある……52
◆ごぼう　腸内環境を整えがん予防にも効果あり……54
◆れんこん　美肌や疲労回復効果が期待できる……56
◆やまいも　消化吸収に優れたスタミナ野菜……57
◆さといも　低カロリーで免疫力を高める効果が……59
◆さつまいも　栄養豊富でエネルギー源として主食にもなる……61

◆じゃがいも 老化防止やダイエットに効果的……62
〈茸〉
◆しいたけ 生活習慣病やガン予防に効果的……64
〈葉・茎を食べる野菜〉
◆キャベツ 胃や十二指腸のただれを改善する効果も……66
◆レタス 貧血防止や食欲増進に役立つ常備野菜……68
◆はくさい 冬のビタミン不足を補い整腸効果も……69
◆ほうれんそう 健康増進の決め手になる緑黄色野菜の代表……71
◆こまつな たっぷりのカルシウムで骨を丈夫に……73
◆しゅんぎく 豊富なβ-カロテンが免疫力をアップ……74
◆ねぎ 匂い成分が疲労物質を分解する……76
◆みずな・きょうな 特有のポリフェノールに美肌効果が……78
◆にら 滋養強壮の強い味方で、血行も促進……80
◆チンゲンサイ 豊富に含まれるミネラルが胸やけを改善……81
◆モロヘイヤ 栄養成分の宝庫の健康野菜……83
◆ブロッコリー 注目されるスルフォラファンの抗ガン作用……85
◆ブロッコリースプラウト 高濃度のスルフォラファン含有……87

◆カリフラワー　生で食べて美肌と疲労回復に……88
◆アスパラガス　体を元気にするアスパラギン酸を含む……90
◆たけのこ　うま味成分のチロシンに健脳効果が……91
◆セロリ　古代から整腸剤として活躍……93
〈香草・ハーブ類〉
◆にんにく　抗菌・殺菌作用に抗ガン作用もある……95
◆しょうが　血行をよくし体を温めてくれる……97
◆しそ　カロテンの含有量が高くイライラ解消にも……99
◆バジル　フレッシュ感あふれる香りにリラックス効果が……101
◆パクチー　胃腸のトラブルやイライラを改善……102
〈果物〉
◆りんご　リンゴのペクチンがおなかの調子を整える……104
◆バナナ　アスリート御用達の優秀なスタミナ源……106
◆パイナップル　強力なたんぱく質分解酵素で胃腸を健康に……108
◆いちご　5粒で1日に必要なビタミンCが補える……109
◆もも　高血圧や動脈硬化の予防に効果的……111

◆ぶどう　皮と種にも有効成分がたっぷり……113
◆キウイフルーツ　豊富なビタミンCで抗酸化力を発揮……114
◆すいか　シトルリンをたっぷり含む皮も食べよう……116
◆メロン　豊富なカリウムが腎臓病や高血圧の予防に……118
◆マンゴー　抗酸化作用に優れた果実の女王……119
◆かき（柿）　タンニンの力で免疫力をアップ……121
◆なし　疲労回復効果に加え整腸作用も……123
◆アボカド　老化防止に役立つ不飽和脂肪酸を含む……125
◆いちじく　老化防止や目の疲労回復に効果……127

3章　野菜の食べ合わせでカラダの不調を改善……129

◆体の不調に効く野菜の食べ方……130
1　イライラ……131
2　肩こり・疲労……133
3　口臭……135
4　二日酔い……137

5 女性の更年期障害……140
6 冷え性……142
7 貧血……144
8 味覚の衰え……146
9 あがり症……148
10 うつ状態……150
11 やる気が出ない……152
12 ストレス……155
13 緊張感を和らげたい……157
14 食欲不振……158
15 風邪……160
16 胃腸の調子が悪い……163
17 精力減退……165
18 熟睡できない……166
19 便秘……168
20 食べ過ぎる……170

21 疲労……172
22 スタミナ不足……175
23 もの忘れ……177
24 骨密度を高めたい……179
25 効果的なダイエット……181
26 乾燥肌……183
27 疲れ目……185
28 しわ……187
29 抜け毛……189
30 肌のくすみ……191
31 ものもらい……193
32 口内炎……195

4章 野菜の力で病気を予防……197

野菜効果で病気をはね返す……198
1 がんを予防……199

2 糖尿病を予防 …… 200
3 高血圧を予防 …… 201
4 脂質異常症（高脂血症）を予防 …… 203
5 動脈硬化を予防 …… 204
6 肝臓病を予防 …… 206
7 胃潰瘍を予防 …… 207
8 過敏性腸症候群を予防 …… 209
9 逆流性食道炎を予防 …… 211

制作スタッフ
編集／嶋尾通事務所
　土井ゆう子
野田恵子（廣済堂出版）
校正／東京出版サービスセンター
ＤＴＰ／（株）三協美術
イラスト／「ピクト缶」より

1章

現代人は野菜が不足しています

1日350グラムの野菜を食べていますか？

毎日の食生活のなかで、意識して野菜を食べようとしている人は少なくないと思います。しかし現実には、日本人の野菜不足はずいぶん前から指摘されていて、この傾向は年々深刻化しています。

厚生労働省では、1日350g以上の野菜を摂ることを呼びかけています。その内訳は、緑黄色野菜が120g、淡色野菜が230gです。

ところが厚生労働省が毎年実施する「国民健康・栄養調査」によると、成人の野菜摂取量の平均は280〜290gくらいの値で推移し、恒常的に野菜不足に陥っているのが現状です。全世代の平均値が、野菜摂取量の目安である350gの8割程度。特に20〜40代では摂取量が低く、6〜7割程度という心配な状況になっています。

では、なぜ野菜を1日350g食べなくてはいけないのでしょう。

国は1995〜1997年にかけて、大規模に国民栄養調査を行い、20歳以上の男女のデータを基に、カルシウムやカリウム、ビタミンC、食物繊維の摂取量と、どのような食品の摂取が関係しているのかを調べました。その結果、カリウム、ビタミンC、食物繊維の栄養素を目標量摂取するためには、野菜を1日350g摂取することが必要ということがわかりました。この調査結果を受けて、21世紀における国民健康づくり運動「健康日本21」では、1日350g以上の野菜を食べることを目標量として定めたのです。

350gの野菜がどのくらいの量になるかというと、だいたい中くらいの大きさのザル1杯分に相当します。これだけの野菜を毎日食べるのは、そう簡単ではありません。食べ方にも工夫が必要です。

本書2章では、それぞれの野菜の持つ栄養素や効能について解説し、さらに食べ合わせなど、どのように食べると効果的かをアドバイスしています。また、3章ではカラダや心の不調にどのような野菜が効くか、またその食べ方について、4章では生活習慣病の予防に効く野菜を紹介していますので参考にしてください。

○グラフで見る野菜・果物の摂取状況

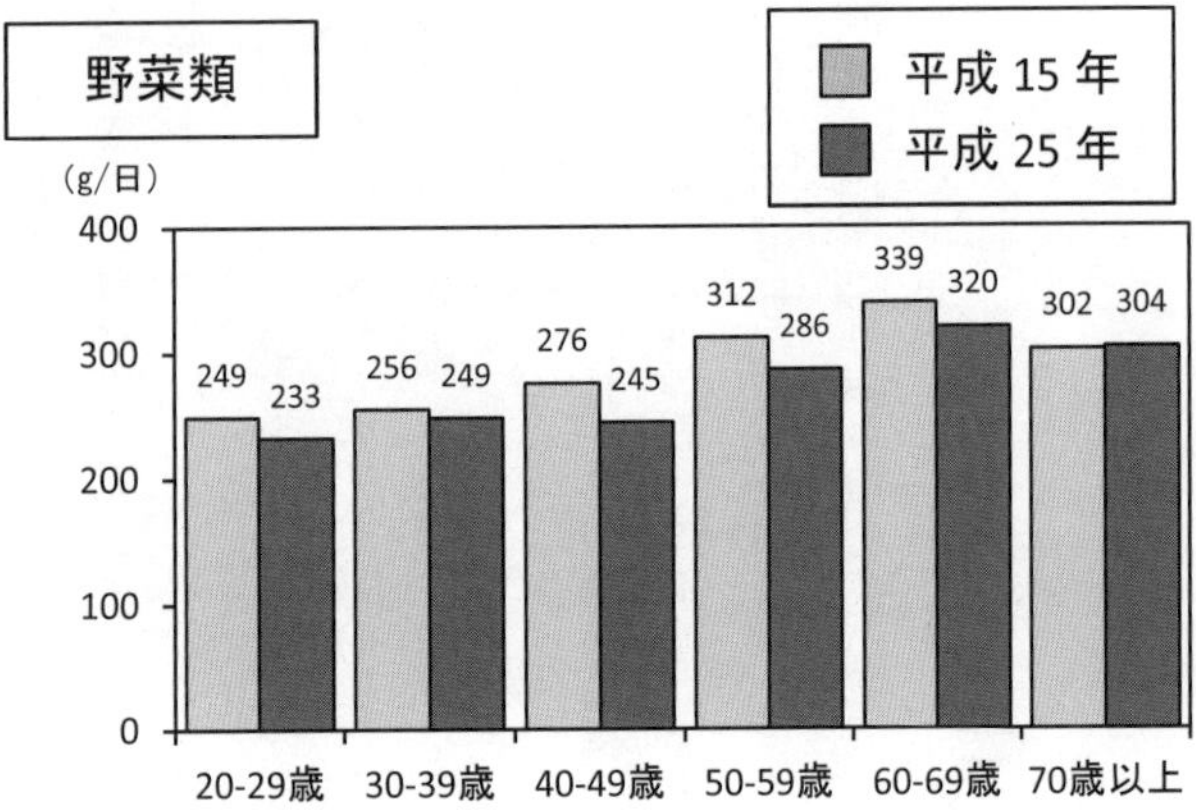

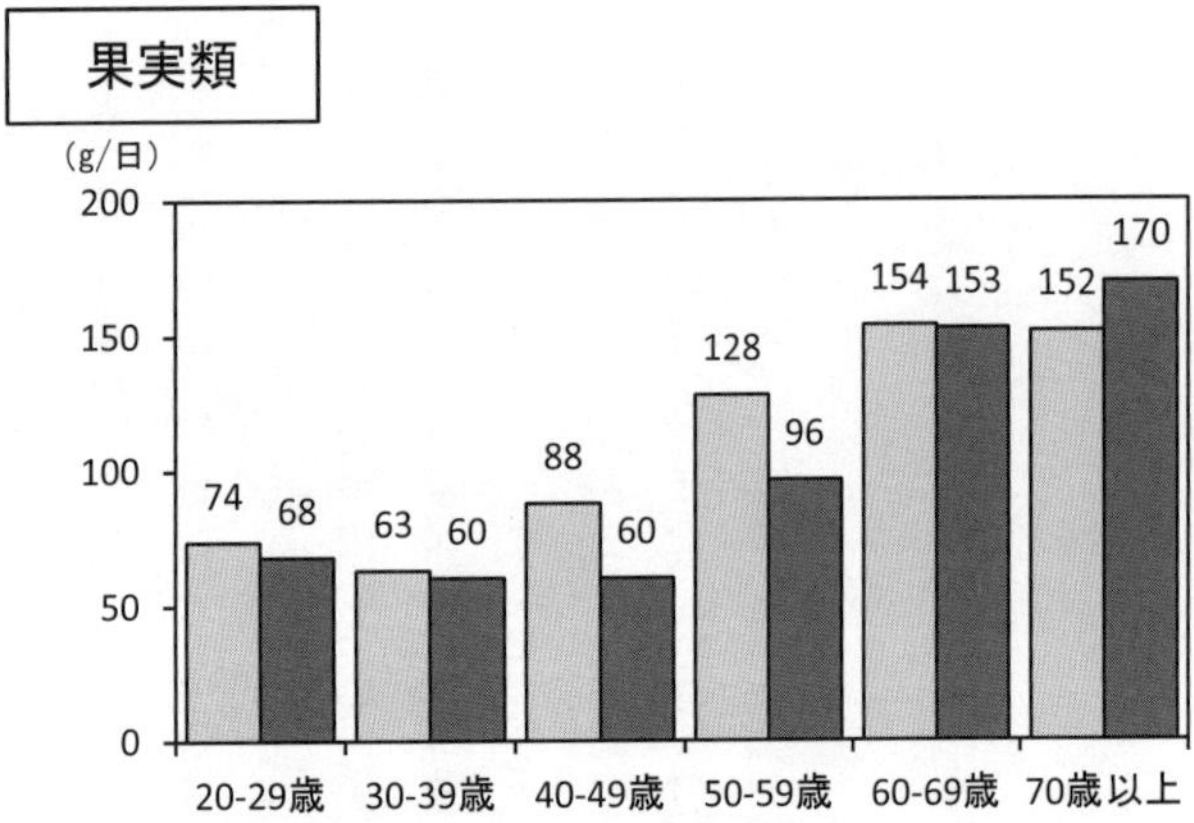

厚生労働省「平成25年度国民健康・栄養調査」(野菜類・果物類・肉類)

肉類

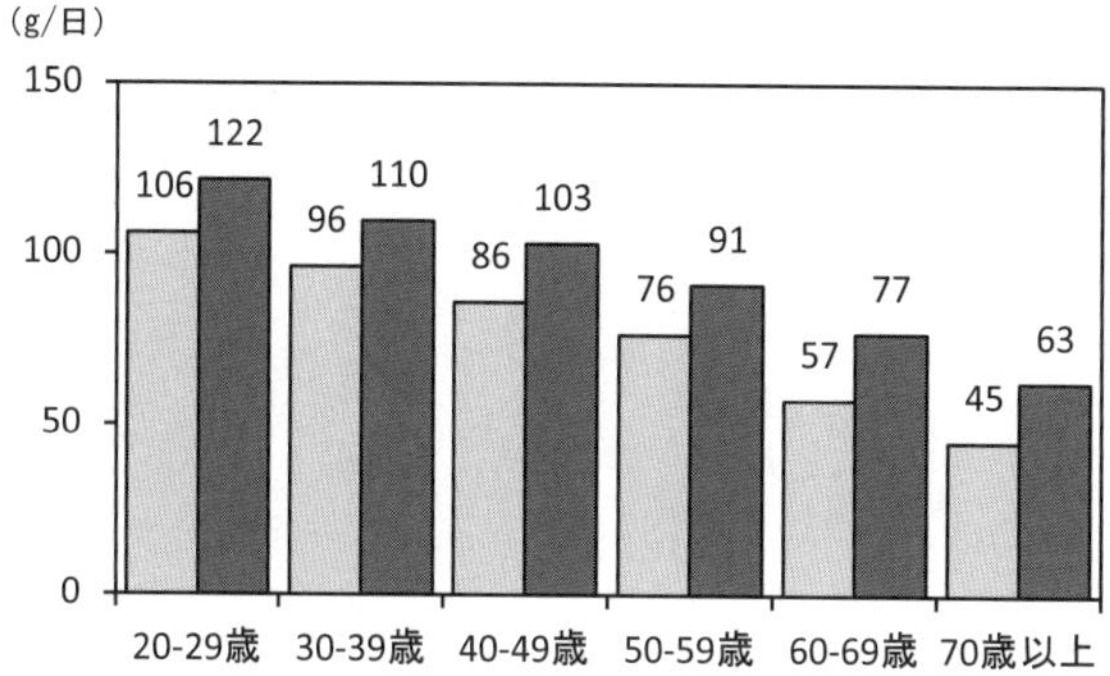

○主要農産物の消費動向

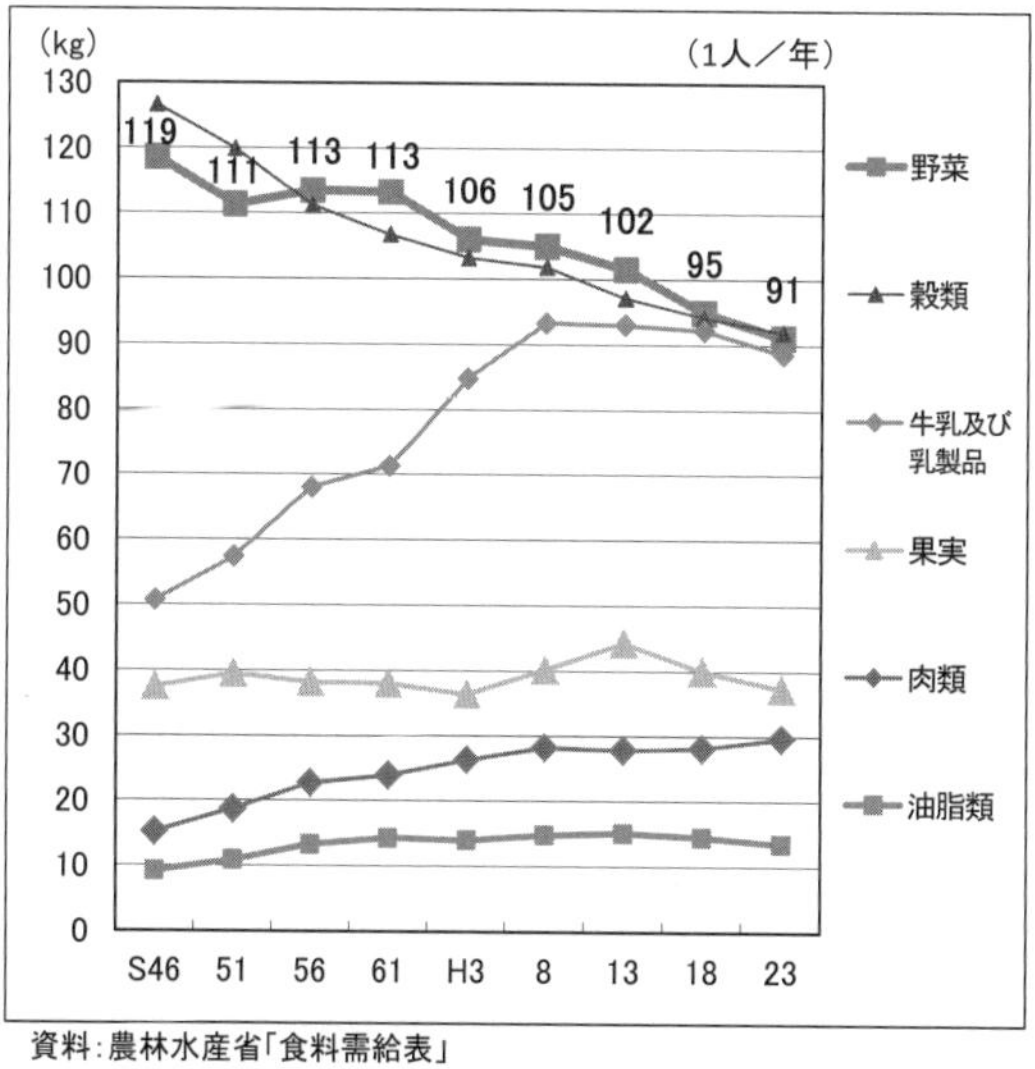

資料：農林水産省「食料需給表」

注：国民1人・1年当たり供給純食料の数値

野菜の食べ方を考えましょう

前述しましたように老いも若きも、現代人は野菜不足になっています。その理由には、現代生活の飽食や多忙さなどがあげられます。献立は肉や魚がメインになりがちで、野菜を多く摂るためのメニューを毎食作るのが難しくなっています。また、外食が多い人は、さらに野菜不足になります。

特に若い世代や高齢者の一人暮らしでは、外食やコンビニ弁当に頼ることが多くなり、肉や糖質に偏った食生活に陥りがちです。忙しさやダイエットのために食事を抜く人は、1食抜くことで野菜の摂取量の低下につながります。

加えて、私たちの野菜摂取に対する正確な知識の欠如にも問題があります。例えば、食生活の洋風化で煮物などの野菜料理の摂取が減り、野菜サラダを食べることが多くなってしまったこと。野菜を洗って切るだけ、あるいはコンビニやスーパーマーケットで購入することができる生野菜のサラダは、手軽に野菜を摂取できる方法です。見た目からして「野菜を食べた」という達成感も得やすいのですが、生野菜は温野菜などに比べて〝かさ〟があるため、実際にはそんなに食べていないのです。さらに、スーパーなどで売られている「カット野菜」は切り刻んだまま長時間置いてあるため、酸化して栄養が半減しているケースもあります。

また、野菜に含まれる栄養素の一部は、生で食べたほうがよいものと、茹でたり焼いたりすることで、体内での栄養吸収率が高まるものがあります。こうした野菜の栄養素の特徴を知らずに、サラダを食べたことで、野菜の栄養素がとれていると勘違いしている人が多いようです。

野菜は種類が多く、それぞれ栄養成分の性質も異なるので、その素材に合った料理方法で食べることが大切です。例えばトマトに含まれるリコピンは、加熱した方が体内への吸収・蓄積が増加します。これは加熱によりトマトの細胞が壊されて、リコピンの構造が体内に吸収されやすい形に変化するためと考えられます。忙しい方は缶詰やジュースで手軽に摂るのもいいでしょう。逆にビタミンC、最近話題の「酵素」は、加熱するとほとんど失われてしまいます。

生野菜にも加熱調理した野菜にも、それぞれ利点があります。その時々の体調や季節に合わせて、利点を生かす献立を考えることが大切です。

野菜の効能を知って、野菜不足による体調不良を解消

年齢を重ねても、それなりに毎日をアクティブにすごしている人には、やはり理由があります。それはバランスのよい食生活を送り、野菜を十分に摂取しているという点です。野菜はビタミン、ミネラル、食物繊維等の重要な供給源で、健康の維持・増進に不可欠な食品です。野菜不足になると、そういった大切な栄養成分が一気に不足することになるのです。

●野菜には活性酸素を退治する抗酸化物質がいっぱい

肌のしわやしみといった老化現象をはじめ、動脈硬化やがんなど多くの生活習慣病の原因として、活性酸素があげられます。私たちは日々、呼吸によって大量の酸素を取り入れていますが、そのうちの約2％が活性酸素になるといわれています。活性酸素は殺菌力が強く、体内で細菌やウィルスを撃退する白血球などが作り出す物質です。ところが活性酸素が増えすぎると、正常な細胞や遺伝子も攻撃し、酸化させてしまうのです。

強いストレスが続く、紫外線や大気汚染にさらされる、食品添加物を摂取する、喫煙や肥満などの要因によって、活性酸素は過剰発生しやすくなります。

この活性酸素の発生を抑制するのが、抗酸化物質です。抗酸化物質は緑黄色野菜に分類されるものに多く含まれています。色の濃い野菜であるカボチャやにんじん、ピーマンなどといった緑黄色野菜にはカロテンが豊富に含まれ、これらは抗酸化作用の高い野菜です。また、トマトに含まれているリコピンや、なすに含まれるアントシアニン、ほうれんそうやブロッコリーに含まれるルテイン、たまねぎやレタスに含まれるケルセチンなども同様に抗酸化作用が高い成分です。そういった野菜が不足すると、老化を早めることになります。

●野菜が持つデトックス作用

便秘は、食物繊維の不足が招く症状です。便秘が続くと、体内に毒素が溜まり、活性酸素が発生しやすくなって様々な病気を引き起こす原因になります。食物繊維を豊富に含むごぼうやセロリなどの野菜や、さつまいもなどのイモ類を摂取することで、腸を綺麗に保ち、女性や高齢者に多い便秘を解消し、肥満防止にもつながります。腸内環境を改善することは、大腸がんなどの予防にもなります。

また、野菜に含まれるビタミンEやβ-カロテン、カリウムなどが不足すると、排出作用がうまく機能しなくなったり、血流が悪くなり、むくみ、高血圧、動脈硬化などの健康障害につながってしまいます。これらの不調から、大腸がん、糖尿病、高脂血症、虚血性心疾患など、さらに深刻な病気を引き起こす可能性が高くなります。

●野菜を食べれば生活習慣病の予防効果

野菜の摂取は生活習慣病を予防し、健康を保つためにとても大切なのです。また、最近の研究においては、野菜に含まれる成分の複合的な作用が、循環器疾患やがんの予防に効果的であると考えられており、野菜の摂取量が多い人は少ない人に比べて、がんの発症率が低いなどの研究成果も報告されています。

また果物・野菜は、骨をつくる重要な成分であるコラーゲンを生合成する上で必須の栄養素となるビタミンCの重要な供給源でもあります。このようなことから、骨粗しょう症の予防には、カルシウムの摂取だけでなく、果物・野菜の摂取量を増やすことが重要なのです。

●野菜に含まれるビタミン群やミネラルが細胞の新陳代謝を促す

野菜不足になった場合、まず、通常の生活のなかでは、肌荒れやニキビなど、比較的わかりやすい形で症状が現れます。これらはビタミンAやビタミンC、ミネラルの不足により、新陳代謝が正常に行われていないことに大きな原因があります。肌が不健康な状態になり、乾燥肌などを招くのです。肌の不調は顔や体だけでなく、頭皮も肌の一部ですから、かゆみが出て、そこを掻くことによってフケが出ることもあります。

●野菜不足はイライラやうつの原因にも

野菜の摂取量が十分でないと、すぐにイライラしたり、うつ状態をひき起こしたり、精神的な面でも健康障害が出ると言われています。それはビタミンB_6やビタミンB_{12}、葉酸などのビタミン不足によって、脳内物質であるセロトニンの合成が低下することによります。

このように野菜にはさまざまなパワーがあります。高齢化が進み、生活習慣病やがんが急速に増える中、今後、野菜が健康に果たす役割はとても大きいといえましょう。

2章

野菜を効果的に食べるには

野菜の特徴を知っておこう

私たちの身体をつくっているのは、たんぱく質・脂質・糖質などの主栄養素のほかに、栄養を保ち成長していくうえで不可欠なビタミンやミネラルがあります。また、食べたものを消化し、代謝し、血液や細胞をつくり、呼吸し、心臓を絶え間なく動かすためには、酵素が必要です。

太陽をいっぱいに浴びた野菜には、からだの調子を整え、活力を与えるビタミンやミネラル、食物繊維など、驚くほど多くの栄養素が含まれています。生で食べれば酵素も摂ることができます。ビタミンも酵素も常に補う必要があるものです。

この章では、それぞれの野菜に含まれる栄養素と効能、さらに効果的な食べ方や食べ合わせについて解説します。野菜の分類法は〈実を食べる野菜〉〈根を食べる野菜〉〈葉・茎を食べる野菜〉など、食用にする部位別に分類。さらに果物（フルーツ）についても解説しました。（「食べ合わせ」は、1回の食事で食べることを意味します）

また、カロリーやおいしく食べられる旬についても記載しました。輸入もの、ハウス栽培などで通年入手できる野菜が増えていますが、ここでは国産物が多く出まわる時期を主としています。（カロリー：文部科学省「五訂増補日本食品標準成分表」より）

〈実を食べる野菜〉

◆トマト　がんや老化を予防するリコピンに注目

分類：ナス科ナス属
エネルギー：19kcal／100g
旬：6～9月

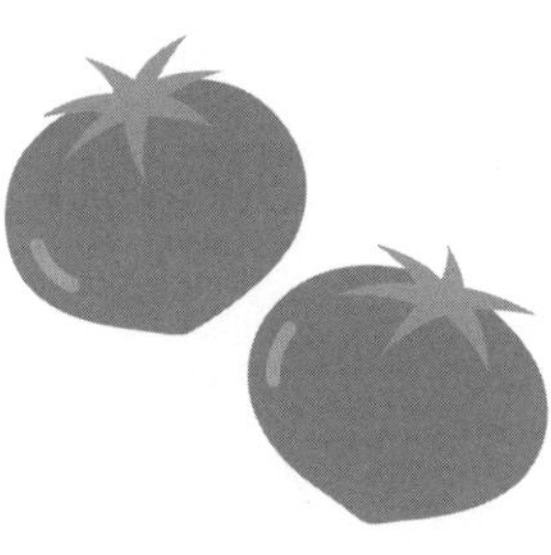

《栄養素と効能》

トマトやトマト製品に含まれる赤色成分はリコピンです。リコピンは、カロテノイドの一種で、体に有害な活性酸素の働きを抑える強い抗酸化作用があり、その能力はβ-カロテンの約2倍、ビタミンEの約100倍といわれています。血糖値を下げる、がんや動脈硬化の抑制作用、環境汚染物質による肺へのダメージの軽減作用があり、紫外線による肌へのダメージを予防する効果が高いことがわかっています。

そのほかに、発がん予防に有効とされるビタミンC、整腸作用のあるペクチン、高血圧予防や余分な水分を体外に出す効果のあるカリウム、脂肪の代謝を助けるパントテン酸なども含まれています。

《食べ方のアドバイス》

日本ではサラダとして生で食べる機会の多いトマトですが、トマトのうま味成分、グルタミン酸は、加熱することで甘みやうま味が増します。また、加熱することで、ビタミンCは減少しますが、トマトの細胞が細かくなり、リコピンが吸収されやすくなります。また、リコピンは脂溶性のため油で調理したり、オイル入りのドレッシングをかけたりしたほうが吸収率がよくなります。

フレッシュ・トマトだけでなく、完熟トマトを加工した缶詰やトマトジュース、ドライトマトなども活用し、トマトを食べる機会を増やしましょう。

《おすすめの食べ合わせ》

トマト　＋　たまねぎ

アレルギー予防、免疫力アップ。トマトのリコピンとたまねぎのケルセチンが善玉菌を守ります。

◆ピーマン（パプリカ）　油と一緒に調理するのがおすすめ

分類：ナス科トウガラシ属

エネルギー：22ｋｃａｌ／１００ｇ（青ピーマン）

旬：６～８月

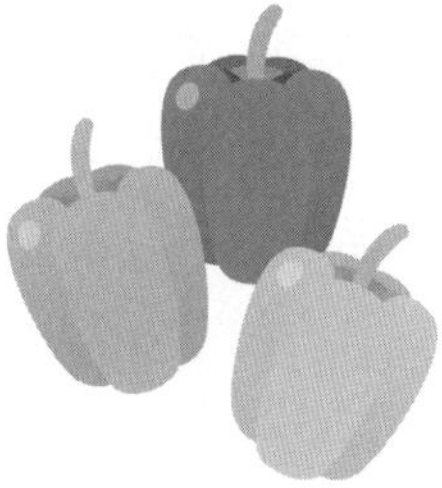

都会のスーパーに、色とりどりの大型ピーマンが並びはじめたのはここ数年のこと。よく見かける赤や黄色のほかに、オレンジ、紫、白、黒、茶、合計7色あります。肉厚で甘い、生食用のピーマンですが、焼いて食べてもおいしいです。

《栄養素と効能》

鮮やかな緑のピーマンは、辛味のない唐辛子を改良してできたもの。ビタミンCの含有量はトマトの約5倍。カロテン、ビタミンE、カリウムなどが多く含まれています。また、ピーマンに豊富に含まれるビタミンCは、熱に強いのが特徴です。

緑の色素成分、クロロフィルには、貧血予防や血中コレステロール値を下げる作用があり、ダイエット効果も期待できます。

赤ピーマンにはビタミンCがレモンの1・5倍もあります。体の中でビタミンAとして働くカロテンも多く、風邪やがん予防効果のあるβ-カロテンを含みます。また、若さを保つ効果のあるビタミンEも含んでいます。β-カロテンもビタミンEも脂溶性なので、油を使って調理すると吸収率が高まります。

さらにカルテノイドの一種、キサントフィルという成分が含まれ、強い抗酸化作用があります。動脈硬化や糖尿病、肺がんや前立腺がん、子宮がんなどのがん予防のほか、皮膚や目の粘膜を保護する働きがあります。

《食べ方のアドバイス》

ピーマンには、アミノ酸の一種であるグルタミン酸も多く含まれ、その風味で肉や魚の臭みを消しつつ、調味料としても役立ちます。中華料理では牛肉との組み合わせの「青椒《チンジャオ》肉絲《ロースー》」が人気メニューの一つです。

《おすすめの食べ合わせ》

ピーマン　＋　玄米

若返り効果。ピーマンのビタミンCと玄米のビタミンEで若返り効果が得られます。

◆カボチャ（南瓜）　ビタミンEに若さを保つ働き

分類：ウリ科カボチャ属

エネルギー：日本カボチャ49kcal／100g　西洋カボチャ91kcal／100g

旬：国産5～9月

日本で栽培されているカボチャを大別すると日本カボチャ、西洋カボチャ、ペポカボチャの3種類です。日本カボチャはねっとりしていて、醤油との相性がよく、日本料理に向きます。40年ほど前までは市場の主流でしたが、食生活の洋風化とともに日本カボチャは姿を消し、現在はほとんどが西洋カボチャ（別名：栗カボチャ）になりました。甘みが強く、ほくほくした味わいで、調理方法も多彩です。ペポカボチャは、淡白な味で、そうめんカボチャ、ズッキーニ、スキャロープなどがあります。

《栄養素と効能》

カボチャの栄養素は、糖質・β-カロテン・ビタミンC・E・食物繊維です。糖質はエネルギー源となり、β-カロテンは脂溶性で体の中でビタミンAとして働き、皮膚や粘膜を丈夫にし、抗ウィルスやがん予防、目の健康を保つ作用があります。ビタミンEはホルモン調整機能があり、肩こりなどの更年期障害の症状を改善し、若さを保つ働きがあります。

《食べ方のアドバイス》

多くの野菜は新鮮なほど栄養価が高いといわれていますが、カボチャは例外。収穫してから丸のまま時間をおき、十分に熟してから食べたほうが、甘みが強くカロテンも豊富になります。

《おすすめの食べ合わせ》

カボチャ　＋　さんま

免疫力を高める。視力を回復する。美肌効果。さんまのＤＨＡ・ＥＰＡが、カボチャのカロテンの吸収を高めます。

◆オクラ　ネバネバ成分が胃腸の働きを整える

分類：アオイ科トロロアオイ属
エネルギー：30ｋｃａｌ／１００ｇ
旬：７～９月

《栄養素と効能》

オクラ特有のおいしさとなっているネバネバの成分は、食物繊維のペクチンと糖たんぱく質のムチン。ペクチンは整腸作用を促し、コレステロールを排出する作用や便秘を防ぎ大腸がんを予防する効果があると言われています。また、ムチンは胃粘膜を保護し、胃炎や胃潰瘍を予防、たんぱく質の消化吸収を助ける働きがあります。

オクラにはβ-カロテン、ビタミンＣ、カルシウム、マグネシウム、カリウムも多く含まれています。β-カロテンは体内でビタミンAに変換され、がん抑制作用があります。また、髪の健康維持や、視力維持、粘膜や皮膚の健康維持、そして、喉や肺など呼吸器系統を守る働きもあります。

カルシウムとマグネシウムのバランスもよく、骨を丈夫にし、イライラの解消にも効果があります。さらにカリウムにはナトリウム（塩分）を排泄する働きがあり、高血圧予防にも効果的。長時間の運動による筋肉の痙攣などを防ぐ働きもあります。ビタミンC補給源としても、心強い夏野菜です。

《食べ方のアドバイス》

オクラは生で食べることもでき、生で食べればネバネバな成分のムチンが、たんぱく質の吸収を高め、免疫力が得られます。

《おすすめの食べ合わせ》

オクラ　＋　干ししいたけ

便秘、大腸がんの予防。干ししいたけのビタミンDが、オクラのカルシウムの吸収を高めます。

◆なす（茄子）　皮の紫色にはポリフェノールがいっぱい

分類：ナス科ナス属
エネルギー：22kcal／100g
旬：6〜9月

淡白な味のナスは、日本人の嗜好にあい、かなり古くから栽培が行われてきました。

《栄養素と効能》

果実の主成分の93％は水分と糖質ですが、コリンという機能性成分が含まれています。このコリンは無色の強アルカリ性物質で、血圧やコレステロールを下げる、動脈硬化を防ぐ、胃液の分泌を促す、肝臓の働きを良くするなどの作用が認められています。

その独特の色から「なす紺」と呼ばれる紫黒色の皮に含まれる成分は、ナスニン、デルフィニディン、ヒアチンなどを含むアントシアニン系色素で、ポリフェノールの一種です。また、なすのアク（渋み）のもとはクロロゲン酸と呼ばれるポリフェノールの一種で、抗酸化物質を多く含んでいます。ポリフェノールは、老化を促進させる活性酸素の働きを抑

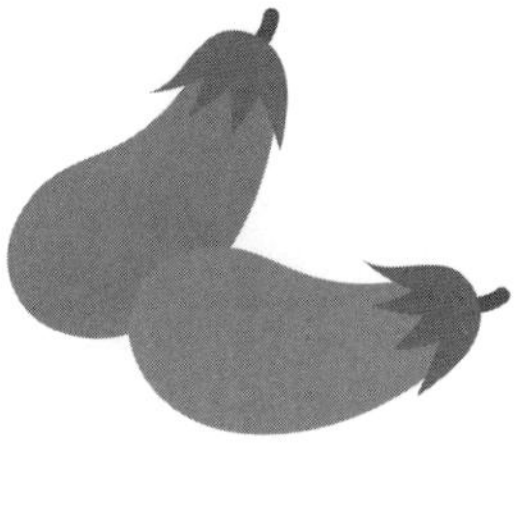

制し、がん予防、動脈硬化、高血圧を予防する効果があるといわれています。できるだけ皮をつけたまま調理するようにしましょう。

《食べ方のアドバイス》

ナスは水溶性ですから、水につけてのアク抜き時間ををなるべく短くしてください。炒め物などは、アク抜きしなくても美味しくいただけます。

皮に含まれるナスニンはビタミンCを含む食材と合わせることで、その効果を増します。

《おすすめの食べ合わせ》

なす　＋　ブロッコリー

動脈硬化、がん予防。ブロッコリーのビタミンCが、なすのナスニンの働きを高めます。

◆ゴーヤ（苦瓜）　苦味成分が糖尿病や高血圧予防に効果的

分類：ウリ科

エネルギー：17kcal／100g

旬：6～9月

沖縄の代表的な野菜ですが、機能成分が認められて日本中で食べられるようになりました。

《栄養素と効能》

独特の苦味は、モモルデシンとチャランチンと呼ばれる成分です。どちらも血糖値や血圧を下げる働きがあることがわかり、糖尿病や高血圧の方に朗報です。種に含まれる成分にも、血糖値降下作用や精力増強作用があるので、種も食べるようにするとよいでしょう。しっかり炒めると、ポリポリおいしく食べられます。葉や茎には解毒や鎮静作用があり食欲増進効果も期待されています。

ビタミンC、カロテン、ビタミンB_1、カリウムも含まれています。ゴーヤは生の状態では100グラムあたり76ミリグラムのビタミンCが含まれていますが、短時間の加熱なら壊れにくいとされています。疲れやすい夏には疲労回復効果が期待できます。

紫外線によるメラニン色素の生成を防ぐ働きもあるので、しみを防ぎ美白効果が得られます。また、コラーゲンの生成も助けるので、たるみの無い健康な肌への期待もでき、女性にはうれしい野菜です。

《食べ方のアドバイス》
ゴーヤは苦味が強いですが、15分ほど水にさらすか味噌味などにすると、苦味は和らぎます。中のわたは、スプーンでしっかり取り除きましょう。

《おすすめの食べ合わせ》
ゴーヤ　＋　鶏肉
疲労回復、美肌効果。ゴーヤのビタミンCと鶏肉のたんぱく質で、美肌効果が期待できます。

◆ズッキーニ　風邪の予防や疲労回復に効果的

分類：ウリ科カボチャ属
エネルギー：14kcal／100g
旬：6～8月

《栄養素と効能》

ズッキーニには主に緑果種と黄果種があり、形もキュウリのような細長いものと、カボチャのような丸いものがあります。いずれもβ-カロテン、ビタミンB群、ビタミンC、カリウムなどが含まれています。

カロテンやビタミンB群は、身体の中での代謝を促進し、アンチエイジングに貢献してくれます。ビタミンCは風邪の予防や疲労回復、肌荒れなどに効果が期待されます。カリウムはナトリウム（塩分）を排泄する役割があり、高血圧に効果があります。また、長時間の運動による筋肉の痙攣などを防ぐ働きもあります。

《食べ方のアドバイス》

油で炒めるとβ-カロテンの吸収率が高くなります。オリーブオイルなどで炒めて、さらに煮込む調理法で、おいしくいただきましょう。

キュウリやズッキーニのヘタの部分は、苦い場合があります。これはククルビタシンという成分で、とにかく苦みや渋みが強く、その苦さはゴーヤ以上とも言われています。食べてしまうと腹痛や下痢、嘔吐、手足のしびれなどの中毒症状を起こす事が報告されているので、破棄するようにしましょう。

《おすすめの食べ合わせ》

ズッキーニ　＋　納豆

風邪、肌荒れ予防。納豆のビタミンEが、ズッキーニのβ-カロテンの効果を高めます。

◆とうもろこし　疲労回復効果のあるアミノ酸の宝庫

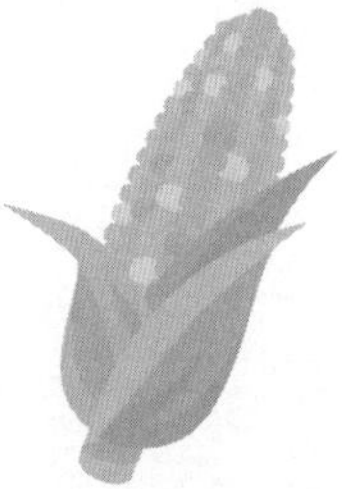

分類：イネ科トウモロコシ属
エネルギー：92ｋｃａｌ／１００ｇ
旬：6～9月

とうもろこしは、世界の三大穀物の一つ。人間の食料や家畜の飼料となるだけでなく、でんぷん（コーンスターチ）、油、バイオエタノールの原料として使われています。食べているのは、成熟前の雌花の実と発芽する部分です。野菜のなかでは高カロリーで、主成分は糖質、たんぱく質。新鮮なとうもろこしは生で食べるととても甘く、糖度計で計ってみるとメロンに匹敵する甘さだそうです。

《栄養素と効能》

ナイアシン、葉酸、パントテン酸などのビタミンB群、マグネシウム、レシチン、リノール酸を多く含みます。ナイアシンには美肌効果があります。葉酸は造血作用や胃粘膜を保護する働きがあります。パントテン酸は、ストレスに対抗する抵抗力を強めてくれます。

さらに注目したいのは豊富に含まれるアミノ酸。疲労回復効果があるアスパラギン酸、健脳効果が期待できるグルタミン酸、肝機能の向上をはかるアラニンを含んでいます。

《食べ方のアドバイス》

茹でるときは水から茹でると、多くのでんぷんが糊化（でんぷんが加熱されて糊状になること）されるため、ジューシーにゆで上がります。沸騰したお湯から茹でると、シャキシャキとみずみずしさが感じられますので、それぞれお好みでどうぞ。

《おすすめの食べ合わせ》

とうもろこし　＋　レモン

美肌効果、ストレス防止。とうもろこしのパントテン酸とレモンのビタミンCとで、ストレス解消。

◆えだまめ（枝豆）　アルコールを分解し肝臓への負担を軽減

分類：マメ科ダイズ属
エネルギー：135kcal／100g
旬：7〜9月

《栄養素と効能》

「畑の肉」ともいわれるほど、たんぱく質を豊富に含んでいる大豆。えだまめは、その大豆が成熟する前に収穫されるもので、大豆と同じように、たんぱく質がたっぷりと入っています。その中でも、特に注目したいのがたんぱく質を構成するアミノ酸の一種、メチオニン。

メチオニンは、アルコールの分解を促し、肝臓への負担を軽くする働きがあるといわれているので、酒のつまみとして枝豆を食べるのは最適です。

ビタミンB_1、C、カリウム、カルシウム、マグネシウム、鉄分も豊富で、体のもとになる骨や血液をつくる栄養素がたっぷり含まれています。ビタミンB_1は、炭水化物（糖質）

をエネルギーに変えるときに、なくてはならない栄養素です。また、神経が集まる脳に栄養を送り、正常に機能するサポートをします。カリウムは効能として、体内の塩分（ナトリウム）を排出してくれる働きがあるため、高血圧の方におすすめです。鉄分は小松菜以上に入っています。鉄分が不足しがちなアスリート、妊婦さんにもおすすめできます。

《食べ方のアドバイス》

えだまめは茹でるより、できれば蒸した方が、栄養素が失われなくて済みます。

《おすすめの食べ合わせ》

えだまめ　＋　牡蠣

高血圧、二日酔いに効果。

えだまめのビタミンCが、牡蠣の亜鉛の吸収を高めます。

◆そらまめ（空豆）　鮮度がよいほど栄養価が高い

分類：マメ科ソラマメ属

エネルギー：108kcal／100g

旬：4〜6月

そらまめは大豆、えんどう豆、いんげん豆、ひよこ豆とともに5大食用豆と呼ばれています。そらまめは完熟したものを乾燥させて使う種実用と、未熟なうちに収穫する青果用とがあります。種実用は黒っぽく、煮豆やおたふく豆、甘納豆などにしますが、野菜として使うのは未熟な豆を塩ゆでなどにして食べるのが一般的です。

《栄養素と効果》

たんぱく質・糖質・ビタミンB_1・B_2を含み、エネルギーを効率よく消費するとともに、スタミナアップの効果が期待できます。

また、ビタミンC・カリウム・鉄・銅を含みますので、貧血予防になります。ビタミンCはストレスを受けたときに大量に失われるので、これを補うことでストレスから身を守ってくれます。

《食べ方のアドバイス》

収穫した瞬間から栄養価が落ちるので、新鮮なものを買い求め、すぐに調理しましょう。

《おすすめの食べ合わせ》

そらまめ　＋　バナナ

美肌効果、ストレス防止。そらまめのビタミンB群とバナナのビオチンのプラス効果で、美肌作用が。

〈根を食べる野菜〉

◆だいこん（大根）　生食で胃腸の働きを整える

分類：アブラナ科ダイコン属

エネルギー：根18ｋｃａｌ／１００ｇ　葉25ｋｃａｌ／１００ｇ

旬：7〜8月、11〜3月

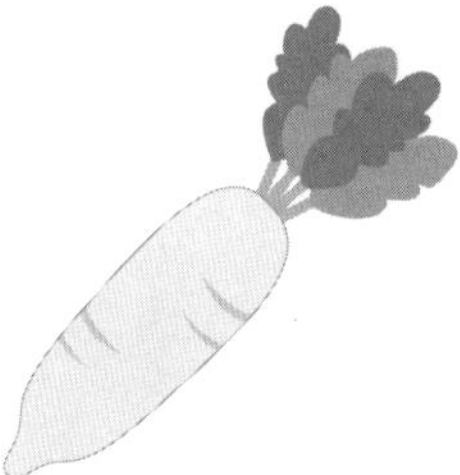

だいこんは、古代エジプトの時代には栽培されていたといわれるほど、昔から食べられている野菜。日本には中国を経て、遣唐使によって伝えられました。春の七草の〝すずしろ〟は、だいこんのことです。

《栄養素と効能》

根の部分にはアミラーゼ、カタラーゼ、オキシダーゼといった消化酵素やビタミンCが豊富。胃腸の働きを整え、食欲をアップする働きがあります。

葉の部分にはβ-カロテン・ビタミンC・E・B_2・葉酸・カルシウム・食物繊維がたっぷり含まれる緑黄色野菜です。葉付きだいこんを手に入れた際は、葉は捨てずに食べるようにしましょう。

《食べ方のアドバイス》

根に含まれる消化酵素は熱に弱いので、だいこんおろしやサラダなどの生食がおすすめ。焼き魚と大根おろしの組み合わせでは、焼き魚のコゲに含まれる発ガン性物質を、酵素のカタラーゼが解毒してくれる作用があり、まさに理にかなった食べ方です。肉と食べ合わせると、食物繊維の働きで大腸がんの予防にもなります。大根の辛味成分のアリル化合物にも、胃液の分泌を高めて消化を促進する働きが認められています。

《おすすめの食べ合わせ》
だいこん　＋　さつまいも
発がん物質の消去、アンチエイジング効果。だいこんのビタミンCとさつまいものビタミンEとでアンチエイジング。

◆かぶ（蕪）　栄養価が高い葉の部分に注目

分類：アブラナ科アブラナ属
エネルギー：根20kcal／100g　葉20kcal／100g
旬：3～5月、10～12月

日本には弥生時代に中国から伝わったとされるかぶ。平安時代の「延喜式」には、根も葉も漬物にされ、種は薬用にしたという記載があります。

《栄養素と効能》
丸い根の部分にはだいこんと同様の消化酵素、アミラーゼが含まれ、胃もたれや胸焼けの解消に効果的。ビタミンCも豊富に含まれています。
根と葉の両方に含まれる辛み成分、グルコシアネートには発がん性物質を解毒し、活性酸素を除去する働きがあります。また、葉にはβ-カロテン、ビタミンCが多く含まれているので風邪予防や美肌の効果もあります。

《食べ方のアドバイス》

油と一緒に摂取するとβ-カロテンが効率よく摂れます。また、ぬか漬けにすれば、ビタミンB_1も摂ることもできます。

《おすすめの食べ合わせ》

かぶ　＋　オリーブ油
胃もたれの解消、アンチエイジング。かぶのビタミンCとオリーブ油のビタミンEで、アンチエイジング効果。

◆にんじん（人参）　たっぷりのβ-カロテンで免疫力アップ

分類：セリ科ニンジン属

エネルギー：37kcal/100g
旬：4～7月、11～12月

にんじんは根を食べる野菜のなかでは珍しい緑黄色野菜です。きれいなオレンジ色の色素はβ-カロテンで、その含有量は緑黄色野菜のなかでもトップクラスです。

《栄養素と効能》

豊富に含まれるβ-カロテンは、免疫力を高め、皮膚や粘膜を健康に保つ効果があり、がん、心臓病、動脈硬化予防、美肌効果などがあるといわれています。

また、β-カロテンは必要に応じて、体内でビタミンAに変わります。にんじん約50gを食べれば、成人の1日に必要な量のビタミンAをカバーできます。さらにカリウム、カルシウムも豊富に含まれています。

《食べ方のアドバイス》

にんじんにはビタミンCを壊す酵素が含まれるといわれていますが、加熱したり、酢やレモン果汁を合わせることで、その働きを抑えることができます。サラダなど、生で食べる場合は、酢やレモン果汁入りのドレッシングであえることをおすすめします。また、カロテンは脂溶性なので、バターや油と一緒に調理することで、吸収利用がよくなります。ソテーにしたり、揚げ物やきんぴらもおすすめです。さらに下茹でしておけばいろいろな料理に使えます。にんじんの葉にも、β-カロテンとビタミンEが多く含まれているので捨てずに使いましょう。

《おすすめの食べ合わせ》

にんじん　＋　アーモンド

アーモンドの不飽和脂肪酸が、にんじんのβ-カロテンの吸収を高めるので、免疫力が増し、風邪やがん予防効果、美肌効果が得られます。

◆たまねぎ（玉葱）　涙を出す成分に生活習慣病の予防効果がある

分類：ユリ科ネギ属
エネルギー：37ｋｃａｌ／１００ｇ
旬：新たまねぎ4～5月

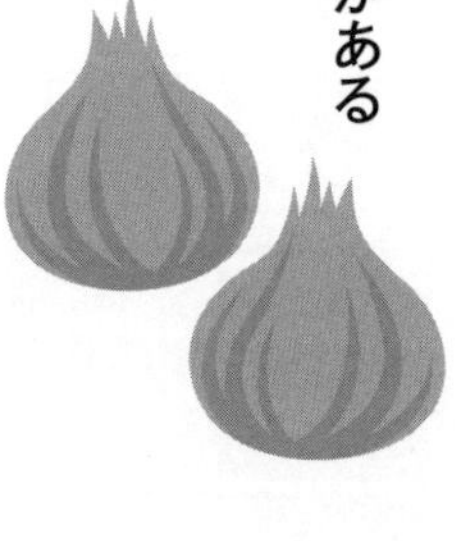

たまねぎに含まれる成分は大きく分けて2種類あります。1つは、たまねぎを切ったときに涙が出る要因となる硫黄化合物の「硫化アリル」という成分。もうひとつは、皮の部分に多く含まれるポリフェノールの一種「ケルセチン」です。

《栄養素と効能》

硫化アリルには、消化液の分泌を促し、新陳代謝を盛んにし、ビタミンB_1の吸収をよくする働きがあり、疲労、食欲不振、精神不安定、精力減退、不眠などに効果があります。血液凝固を遅らせる働きもあり、糖尿病、高血圧、動脈硬化の予防効果もあります。

ケルセチンには血液サラサラ効果、デトックス（解毒）の作用があります。多く含まれている皮の部分を煎じて飲めば、高血圧、動脈硬化の予防効果が期待できます。

《食べ方のアドバイス》

たまねぎに含まれる硫化アリルは、加熱調理するとトリスルフィドという物質へと変化し、さらに長時間の加熱調理をすることで、セパエンという物質に変わります。トリスルフィド、セパエンのいずれにも、肥満や生活習慣病の原因になるコレステロールや中性脂肪値を低下させる働きがあります。

生のままの場合は、血液中に含まれる糖の代謝を促進し、血糖値の上昇を防ぐ働きがあります。血糖値を下げたいのなら、サラダなどの生食がおすすめです。神経疲労や不眠にも効果があるので、不眠症の方は夕食に、生のたまねぎを食べるとよいでしょう。ただし、たまねぎはスライスして水にさらすことによって、硫化アリルやカリウムが水に溶け出してしまいます。水にさらすなら手短に。また、たまねぎを切った後、空気中に15分以上放置することで、栄養成分が安定して効果が最大限発揮されます。

《おすすめの食べ合わせ》

たまねぎ ＋ 豚肉

疲労回復、精力減退に効果。たまねぎの硫化アリルが豚肉のビタミンB_1の吸収を高めます。

◆ごぼう（牛蒡）　腸内環境を整えがん予防にも効果あり

分類：キク科ゴボウ属

エネルギー：65 kcal／100g

旬：4〜5月、11〜1月、新ごぼう6〜7月

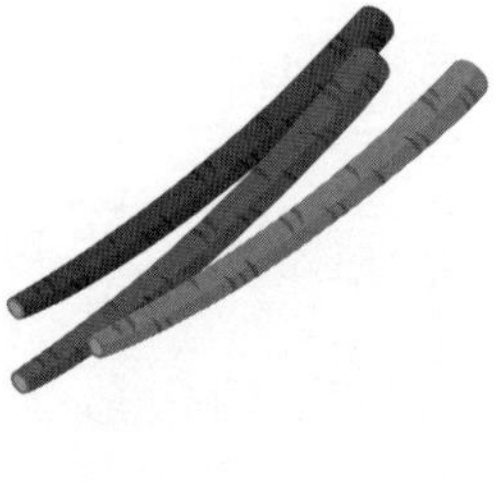

時代は定かではありませんが国として外国人をもてなしたとき、ごぼうを出したら、木の根を食べさせられたと思われたとか。ごぼうはユーラシア大陸の北部に広く自生しています。

すでに10世紀以前に、中国から薬草として渡来していたといわれますが、ごぼうを栽培し、食用にしているのは世界広しといえど、日本だけのようです。

《栄養素と効能》

独特の歯ごたえは、炭水化物の一種のイヌリンと繊維質のセルロース。この二つの成分は、野菜の中でもトップクラスの含有量で、ともに腸を掃除し、便通をよくし、がん予防効果もあり、薬効が注目されています。

切ったときに、切り口を黒く変色させるタンニンには、抗酸化作用と殺菌効果があります。さらに血糖値の上昇を抑え、糖尿病にも有効です。アクはポリフェノールのクロロゲン酸で、美白効果も期待できます。

《食べ方のアドバイス》

きんぴらごぼうなどが一般的な食べ方でしたが、最近はごぼうサラダなど洋風アレンジが人気。低カロリー、ヘルシー食品として注目されています。

《おすすめの食べ合わせ》

ごぼう ＋ 酢

がん予防、便通改善、美肌効果。酢がクロロゲン酸の吸収を高めます。

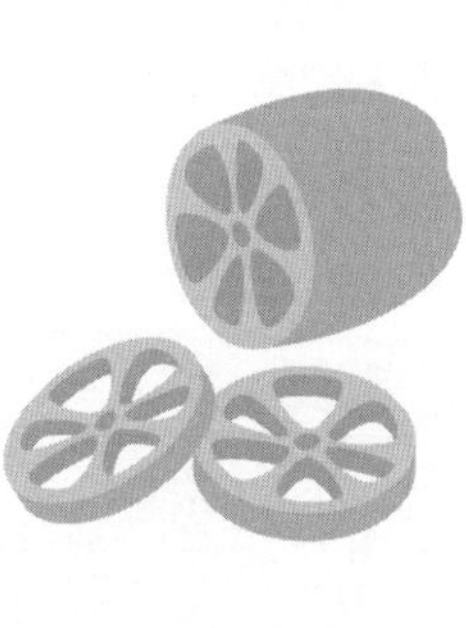

◆れんこん（蓮根） 美肌や疲労回復効果が期待できる

分類：スイレン科ハス属

エネルギー：66kcal/100g

旬：11～3月

れんこんは、ハスの地下茎が肥大したものです。地下茎の穴の数は、真ん中に1個、まわりに9個、合計10個が普通。ほかに葉や葉柄や花柄にも穴があり、これらが連結して通気孔となり、根に外の空気を送り込んでいるのです。

《栄養素と効能》

お正月のおせち料理の煮物や酢ばすに欠かせない存在ですが、れんこんのネバネバはムチンという成分。たんぱく質の吸収を高める効果があります。ビタミンB_1・B_{12}やビタミンCも多く、鉄分の吸収を高めるので、貧血気味の人におすすめ。美肌効果や疲労回復効果もあり女性に味方の食材といえます。

《食べ方のアドバイス》

肉や、からし、明太子を詰めると味が引き立ちます。

《おすすめの食べ合わせ》

れんこん　＋　あさり

美肌、疲労回復効果。れんこんのネバネバ成分が、アサリのたんぱく質の吸収を高めます。

◆やまいも（山芋）　消化吸収に優れたスタミナ野菜

分類：ヤマイモ科ヤマイモ属

エネルギー：ながいも65kcal／100g、いちょういも108kcal／100g、

やまといも121kcal/100g
旬：10～3月

やまいもには、ながいも、いちょういも、やまといもなどがあります

《栄養素と効能》

やまいもはすりおろすとネバネバがありますが、これはムチンです。ムチンはたんぱく質の消化、吸収を助ける働きがあります。疲労回復、虚弱体質の改善、免疫力のアップなどに効果があります。さらに、糖質、ビタミンB_1、B_2、C、カリウム等のミネラル、食物繊維をバランスよく含んでいます。

ビタミンB_1は、糖質（炭水化物）をエネルギーに変え、ビタミンB_2は、脂質をエネルギーに変える働きがあります。ビタミンB_6は、たんぱく質をアミノ酸に分解して、体の筋肉、骨、内臓、ホルモンなどを合成します。カリウムは体内の余分なナトリウムを排出して、高血圧や心臓病などを予防します。

《食べ方のアドバイス》

消化酵素のアミラーゼもたっぷり含まれていますが、これは加熱すると減少するので、

消化作用を期待するなら生食がおすすめ。ご飯にかけたり、とろろ汁などでお召し上がりください。

《おすすめの食べ合わせ》

やまいも　＋　まぐろ

免疫力向上、疲労回復。やまいものネバネバ成分が、まぐろのたんぱく質の吸収を高めます。

◆さといも（里芋）　低カロリーで、免疫力を高める効果が

分類：サトイモ科サトイモ属

エネルギー：58ｋｃａｌ／１００ｇ

旬：9〜11月

山に自生する「やまいも」に対して、里でとれるから「さといも」と名付けられました。煮っころがし、きぬかつぎ、田楽などと、どことなく郷愁を誘うさといもです。さといも

の小芋を皮ごと茹でたきぬかつぎは、塩を振っただけの素朴な味わいです。

《栄養素と効能》

主成分はでんぷんですが、いも類のなかでは低カロリーで、たんぱく質やビタミンB_1、カリウムも含んでいます。大きな特徴は、ぬめり成分のガラクタンやムチンを含んでいること。ガラクタンは、食物繊維の一種で脳の神経細胞を活性化させたり、免疫力を高めたりする働きがあります。たんぱく質の吸収を高める効果もあるので、スタミナアップが期待できます。

《食べ方のアドバイス》

独特のえぐみがあり、皮をむくと手がかゆくなりますが、塩をつけてむけば、かゆくなりません。

《おすすめの食べ合わせ》

さといも　＋　うなぎ

免疫力、スタミナ向上。さといものネバネバ成分のムチンが、うなぎのたんぱく質の吸収を高めます。

◆さつまいも（甘藷）　栄養豊富でエネルギー源として主食にもなる

分類：ヒルガオ科サツマイモ属
エネルギー：１３２ｋｃａｌ／１００ｇ
旬：9～11月

《栄養素と効能》

さつまいもの主成分はでんぷんで、加熱すると一部が糖質に変わり甘みが増します。β-カロテン、ビタミンB_1、B_6、C、Eを豊富に含みます。β-カロテンは体の中でビタミンAの働きをし、ビタミンEとともに脂溶性です。

ビタミンB_1は糖質をエネルギーに変える働きがあるので、元気になります。切ると、切り口から白い液が出ますが、これはヤラピンと言う物質で、便秘予防効果があります。

皮には、じゃがいも同様クロロゲン酸が含まれています。クロロゲン酸の効果としては、ポリフェノールの代表的な効用である抗酸化作用があげられます。クロロゲン酸のその他の性質として、肝臓で脂肪を燃焼させる作用があり、ダイエットにも効果があります。

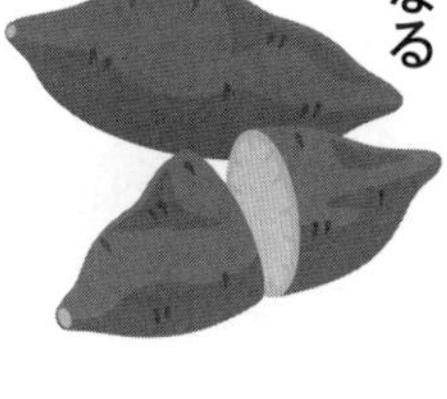

《食べ方のアドバイス》

油とともに摂ると効果的です。また、皮も捨てないで上手に食べるようにするとよいでしょう。

《おすすめの食べ合わせ》

さつまいも　＋　ゴーヤ

便秘予防、老化防止。さつまいものビタミンEとゴーヤのビタミンCとで、アンチエイジング効果が。

◆じゃがいも（馬鈴薯）　老化防止やダイエットに効果的

分類：ナス科ナス属

エネルギー：76ｋｃａｌ／１００ｇ

旬：5～7月

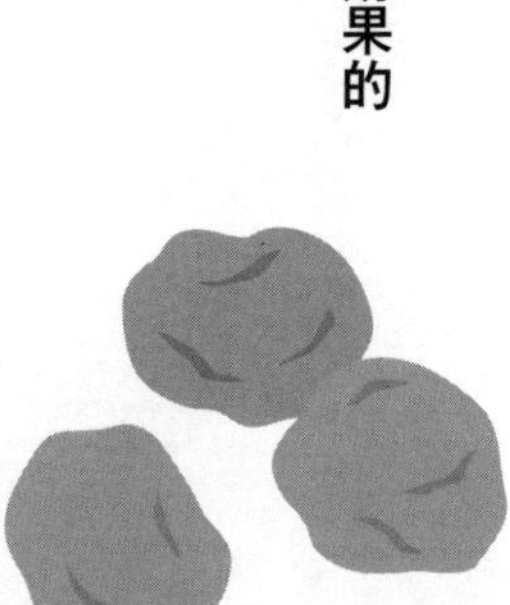

あつあつのじゃがいもにバターを塗って食べる、その素朴な味わいに自然の恵みを感じます。小麦、水稲、大麦、とうもろこしとともに世界の五大食用作物の一つで、世界に

2000種類もあります。日本には20種類あるそうで、男爵とメークインが二大品種です。
でんぷんが多いので、ヨーロッパではいくつかの国が主食にしています。フランスでは「大地のりんご」などと呼ばれています。カロリーがごはんの半分なので、ダイエット食としても向いています。

《栄養素と効能》

じゃがいもには、でんぷんの他にナイアシン、パントテン酸、ビタミンCが豊富です。ナイアシンは糖質、たんぱく質、脂肪を分解してエネルギーに変えるのを助けるので、ダイエットに効果的です。
ビタミンCはストレスで失われがちです。鉄分の吸収を助けたり、がん予防効果もあります。

《食べ方のアドバイス》

皮には、クロロゲン酸というポリフェノールが含まれていて、抗酸化作用があり、若返り効果やがん予防効果もあるので、皮を捨てないで一緒に食べるようにしましょう。

《おすすめの食べ合わせ》

じゃがいも　＋　キウイフルーツ

バナナの2倍多いキウイフルーツの食物繊維が、じゃがいもの糖質の吸収を妨げることで、ダイエット効果が得られます。

〈茸〉

◆しいたけ（椎茸）　生活習慣病やがん予防に効果的

分類：キシメジ科シイタケ属
エネルギー：18kcal／100g
旬：3～5月、9～11月

数あるキノコの中でも知名度、人気ともに高いしいたけ。英語でもそのままshiitakeと

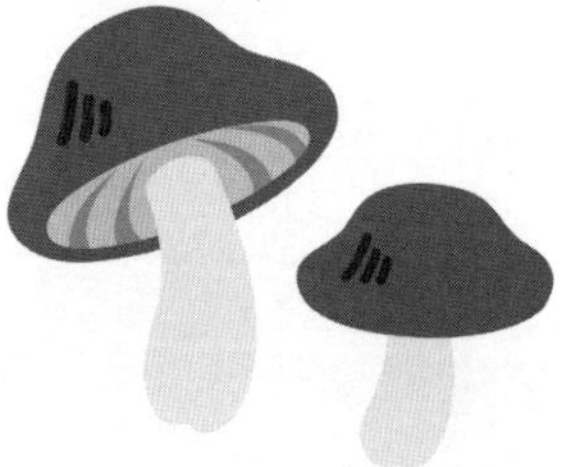

いいます。

《栄養素と効能》

エリタデニンを含みコレステロールを下げる効果があります。これはしいたけとマシュルームのみに含まれていて、特有の成分といえます。

日光に当てるとビタミンDに変わるエルゴステロールという成分を多く含んでいるので、生しいたけの場合は、食べる前に30分〜1時間でも天日に干すとビタミンDが増加します。カルシウムを含む食材と一緒に摂ると骨粗しょう症の予防効果が期待できます。

旨味成分のグアニル酸は血液をサラサラにする効果があります。心筋梗塞や脳梗塞の予防に効果的です。免疫細胞を活性化させるといわれるβ-グルカンの一種、レンチナンも含みます。

《食べ方のアドバイス》

鮮度が落ちやすい食材で、店頭で汗をかいているもの、切り口や傘の裏が茶色く変色したもの、開封すると刺激臭のあるものは食べないようにしましょう。

《おすすめの食べ合わせ》

干ししいたけ　＋　さくらえび

骨粗しょう症予防効果。干ししいたけのビタミンDが、さくらえびのカルシウムの吸収を高めます。

〈葉・茎を食べる野菜〉

◆キャベツ　胃や十二指腸のただれを改善する効果も

分類：アブラナ科アブラナ属
エネルギー：23kcal/100g
旬：3～5月、7～8月、1～3月

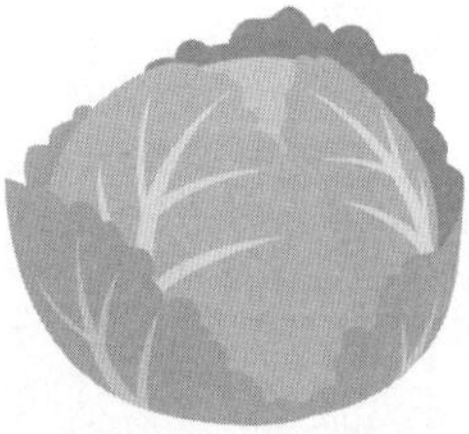

球状のキャベツは、明治時代になってから西洋料理とともに本格的に輸入され、だいこ

んに次いで、最も日本の家庭にとけ込んだ野菜です。

《栄養素と効能》

豊富なビタミンCは、緑色の濃い外側の葉に一番多く、次は芯の周辺部分です。また、ビタミンUという珍しい成分を含んでいるのも特徴の一つです。

このビタミンUは、キャベジンといわれる成分で、胃腸薬の名前に使われるほど。潰瘍《かいよう》の治癒に非常に効果が高いといわれています。胃や十二指腸のただれた粘膜を修復し保護する作用が期待できます。

その他ビタミンK、カロテン、カルシウムなどが含まれています。ビタミンKは血液凝固作用のある成分なので、傷口を早くふさぐのに役立ちます。

《食べ方のアドバイス》

毎日1回、ビタミン類が壊れないように加熱せず、生のキャベツを食べれば、胃や十二指腸の粘膜を丈夫にし、潰瘍を防止してくれます。潰瘍を患っている方は、キャベツをしぼった青汁を飲むと効果的です。

《おすすめの食べ合わせ》

キャベツ　＋　ナッツ

潰瘍の治癒、老化防止。キャベツのビタミンCとナッツのビタミンEとでアンチエイジング効果。

◆レタス　貧血防止や食欲増進に役立つ常備野菜

分類：キク科アキノノゲシ属
エネルギー：12kal／100g
旬：4～9月

《栄養素と効能》

レタスは全体の約95%が水分で、ビタミンB_1、C、Eとカルシウム、鉄分を含んでいます。茎を切ると出る白い乳状の液は、サポニン様物質といい、食欲増進や肝臓・腎臓を強める働きがあります。

鉄分により貧血の予防にも役立ちます。さらに赤血球をつくり貧血防止効果のある葉酸も多く含んでいます。他に、利尿作用、口内炎、にきび予防など幅広い効果が期待できます。台所の常備野菜としたいものです。

《食べ方のアドバイス》

サラダなど生で食べるイメージが強い野菜ですが、身体を冷やす作用があります。胃腸が弱い人は、身体を冷やさないように、生ではなく、クリーム煮やバター炒め、スープ煮などで食べることをおすすめします。ビタミンEを含んでいるので、血液の循環をよくする作用があります。また、しんなりしてかさが減ることで、食物繊維もたっぷり摂れます。

《おすすめの食べ合わせ》

レタス　＋　鶏胸肉

貧血予防、食欲増進。レタスの葉酸と、鶏胸肉のビタミンB_2とでエネルギーを生み出します。

◆はくさい（白菜）　冬のビタミン不足を補い整腸効果も

分類：アブラナ科アブラナ属

エネルギー：14ｋｃａｌ/１００ｇ

旬：11～2月

冬のビタミン不足解消に欠かせない野菜です。鍋物の具材として必須アイテムであるとともに、はくさいの漬物も、冬のビタミン不足を補ってくれます。クセがなく、淡泊なはくさいは、牛肉や他の野菜ともよく合い、さまざまな料理で使えるのが便利です。

《栄養素と効能》

古書には「腸胃を通利し、胸中の煩を除き酒渇を解す」と記されています。食物繊維が多く含まれていることから、整腸、便秘解消に効用があります。そして、身体の中の余分な熱を冷まし、おなかや胸がもやもやしているときに効果的です。

成分としては、ビタミンCが多く、カルシウム、鉄分、カロテンを少しずつ含み、キャベツに近い性質を持っています。学名を「北京のキャベツ」ともいうのでキャベツの親戚のようなものです。

ほかには、インドール化合物を含みます。聞き慣れない成分ですが、発がん性物質を解毒する酵素を作るので、がん予防効果があります。

《食べ方のアドバイス》

水溶性の栄養素が多いので、鍋物で食べるのは、理にかなった食べ方といえるでしょう。煮汁は捨てないようにしてください。

《おすすめの食べ合わせ》

はくさい　＋　にんにく

がん予防、便秘解消。はくさいのインドールとにんにくのＤＡＴＳ（ジアリルトリスルフィド）でがん予防効果。

◆ほうれんそう　健康増進の決め手になる緑黄色野菜の代表

分類：アカザ科ホウレンソウ属

エネルギー：20ｋｃａｌ／１００ｇ

旬：12〜１月

《栄養素と効能》

ほうれんそうは、「野菜の王様」と言われ、β-カロテン、ビタミンＢ群、Ｃ、葉酸、鉄分を含み、鉄分は牛レバーに匹敵する多さです。がん予防効果、貧血予防効果、美肌効果と女性にうれしい働きがあります。

主な薬効には、血液を補い、貧血に効く作用があり、胃液、唾液の分泌を促す物質を含んでいますから、消化機能を高める働きがあります。体力がなく疲れやすい人、虚弱体質の人の体質改善に効果的です。また、食物繊維が多いことから、便秘にも効用があります。

β-カロテンは必要に応じて体内でビタミンAに変わります。そのビタミンAやCは、粘膜を丈夫にする働きがありますから、風邪などの細菌への抵抗力を高める作用もあります。鉄分の多いほうれんそうは、貧血に効果がありますので、貧血ぎみの人はつとめて摂るようにおすすめします。

《食べ方のアドバイス》

ほうれんそうの鉄分は吸収率があまりよくないので、食べ方に工夫が必要です。動物性たんぱく質には鉄分の吸収を助ける働きがあるので、肉類と一緒にとるのがコツです。豚肉と一緒に常夜鍋などがいいでしょう。一度熱を通すことで、量も多く食べられ効果的です。ただ、ほうれん草には、結石の原因になるといわれるシュウ酸が含まれています。あまり気にしなくてよい量ですが、茹でて茹で汁を捨ててから調理するとより安心です。

《おすすめの食べ合わせ》
ほうれんそう　＋　豚肉
がん、貧血予防、美肌効果。ほうれんそうの鉄分の吸収を、豚肉のたんぱく質が高めてくれます。

◆こまつな（小松菜）　たっぷりのカルシウムで骨を丈夫に

分類：アブラナ科アブラナ属
エネルギー：14kcal／100g
旬：12〜2月

こまつなは、江戸時代中期以降に江戸川区小松川地区で作られてきた野菜です。

《栄養素と効能》
すべてのビタミン、ミネラル、β-カロテンやカルシウム、鉄、食物繊維などを豊富に含み、緑黄色野菜のなかでも、栄養価の高さは群を抜いています。

鉄分やカルシウムなどはほうれんそう以上。特にカルシウムの量は牛乳並みで、骨粗しょう症予防に効果抜群です。

こまつなの緑色は葉緑素（クロロフイル）です。葉緑素は血管に付着したコレステロールを取り除き善玉コレステロールを増やす効果があります。さらに口臭も防ぐ効果もあります。

《食べ方のアドバイス》

アクが少ないのでクセも少なく、下ゆで不要なため手軽に調理ができます。生でサラダとして食べることもできます。

《おすすめの食べ合わせ》

こまつな　＋　干ししいたけ

骨粗しょう症、動脈硬化予防。こまつなのカルシウムの吸収を干ししいたけのビタミンDが高めます。

◆しゅんぎく（春菊）　豊富なβ-カロテンが免疫力をアップ

分類：キク科キク属
エネルギー：22kcal/100g
旬：11～3月

一年中栽培されていますが寒い時期が美味で、鍋物に欠かせない野菜です。

《栄養素と効能》

β-カロテン、ビタミンB_1、B_2、C、カリウム、鉄分などを含む栄養価の高い野菜で、β-カロテンは、緑黄色野菜の中でもトップクラスの100g中4700μg。皮膚や粘膜を保護して免疫力を高め、病原菌の感染を防いだり、がん予防の効能があります。

ビタミンB_1は、摂った糖質から、エネルギーを作り出す働きがあり、疲労回復や神経系を正常に保ちます。ビタミンB_2は、脂質からエネルギーを作り出します。ビタミンCは、活性酸素を除去してメラニン色素を減らす美肌効果のほか、ストレスに対抗するホルモンの合成、がん予防にも効果があります。さらにカリウムには、体内の余分なナトリウムを排出して、高血圧や脳血管障害などを予防する働きがあります。鉄分は赤血球の材料となり、貧血の予防効果も。また、独特の香りには、食欲の増進、消化促進などの働きがあります。

《食べ方のアドバイス》

しゅんぎくは、おひたしや鍋物が定番となっていますが、フレンチドレッシングやイタリアンドレッシングをかけたサラダも美味です。

《おすすめの食べ合わせ》

しゅんぎく　＋　チーズ

がん予防、免疫力向上。チーズの脂肪がしゅんぎくのβ-カロテンの吸収を高めます。

◆ねぎ（葱）　匂い成分が疲労物質を分解する

分類：ユリ科ネギ属

エネルギー：根深ねぎ28kcal／100g、葉ねぎ31kcal／100g

旬：11～2月

《栄養素と効能》

ねぎにはβ-カロテン、ビタミンC、カルシウムなどが含まれています。関東では、白い部分を好み、関西では青い部分を好むといわれます。

葉ねぎと白ねぎでは栄養素の含有量が違い、緑色の葉ねぎの方が太陽にあたって育った分、ビタミンやミネラルを多く含み、栄養素が豊富です。

特有の匂いは硫黄化合物の硫化アリルで、匂いの強い白ねぎの方に多く含まれています。硫化アリルはビタミンB_1の吸収を高めてくれるので、ビタミンB_1を多く含む大豆などの食品と合わせると効果大です。また、血行をよくし、疲労物質である乳酸を分解する作用があるので、肩こりや疲労回復にも効きます。

青い部分はβ-カロテンやカルシウム、セレンといったミネラルを多く含んでいます。セレンはビタミンEと助け合い、抗酸化作用やがん予防効果があります。

白い部分は血行をよくする硫化アリルだけでなく、ビタミンCも含んでいます。

《食べ方のアドバイス》

硫化アリルは、時間が経つと減ってしまうので、食べる直前に調理するようにしましょう。

《おすすめの食べ合わせ》

ねぎ　＋　大豆

がん予防、肩こり、疲労回復に効果。ねぎの硫化アリルが、大豆のビタミンB_1の吸収を高めます。

◆みずな・きょうな（水菜・京菜）　特有のポリフェノールに美肌効果が

分類：アブラナ科アブラナ属
エネルギー：23kcal／100g
旬：12～3月

みずなは京都で古くから栽培されていた京野菜。畑の作物と作物の間に、水を引き入れて育てたことから、この名がつきました。

《栄養素と効能》

みずなに含まれるアリルイソチオシアネートは、わさびなどアブラナ科の野菜に含まれる辛味成分で、血栓の予防作用があります。見かけよりも栄養豊富で、β-カロテンやビタミンC、カルシウム、鉄、食物繊維などが多く含まれています。

β-カロテンは抗酸化作用があり、コレステロールの酸化を防いで動脈硬化の予防をすることで、心筋梗塞、脳梗塞の予防効果があります。食物繊維のほとんどは不溶性食物繊維なので、整腸作用があり、便秘予防になります。

また葉緑素も豊富に含まれ、体内の細胞や血液を酸化させる有害物質を解毒する作用があり、造血作用も期待できます。さらに、最近注目されているのがみずな特有のポリフェノール群。複合的なポリフェノールには傷ついた皮膚細胞を修復する働きがあり、美肌効果をもたらします。

《食べ方のアドバイス》

アクがないので鍋物や煮物、茹でればおひたしや和え物などに利用できます。シャキッとした歯ざわりをなくさないように、加熱しすぎないことがポイントです。

《おすすめの食べ合わせ》

みずな　＋　油揚げ

心筋梗塞、脳梗塞、便秘予防。みずなのビタミンCと油揚げのビタミンEとで、老化防止効果が期待できます。

◆にら（韮）　滋養強壮の強い味方で、血行も促進

分類：ユリ科ネギ属
エネルギー：21kcal/100g
旬：11～3月

ねぎの一種であるにらは、古来より中国で「スタミナがつき、疲労も回復する食材」と重宝されてきた滋養強壮の野菜で、にらレバ炒めや餃子など、中華料理には欠かせない食材です。

《栄養素と効能》

にらはβ-カロテン・ビタミンB_2・C・カルシウム・鉄分に富んだ緑黄色野菜で、疲労回復、滋養強壮、消化促進、食欲増進、消炎、発汗、解熱、殺菌作用があります。

強い香りの成分は硫黄化合物の硫化アリルで、ビタミンB_1の吸収を高め、糖の分解を促進します。また、肉や魚の生臭みをやわらげる働きもあります。

β-カロテンとビタミンEは相性がよく、それぞれの持つ効果が最大限に生かされ最高の働きをします。マンガンや葉酸、ビタミンKも多く、マンガンには肝機能強化、骨粗しょう症予防効果があり、葉酸には抜け毛予防・貧血・血行促進効果があります。冷え性や肩こりがある人には、ぜひともおすすめしたい食材です。

《食べ方のアドバイス》

にらは、ベトナムの生春巻きに使われているように、納豆などに細かく刻んで入れて、生で食べることもできます。

《おすすめの食べ合わせ》

にら　＋　落花生

疲労回復、冷え性、肩こりに効果。にらのβ-カロテンの滋養強壮効果と落花生のビタミンEの血行促進効果がより高まります。

◆チンゲンサイ（青梗菜）　豊富に含まれるアルカリ性ミネラルが胸やけを改善

分類：アブラナ科アブラナ属

エネルギー：9kcal/100g
旬：9～1月
約40年前に中国から日本にやって来た新しい野菜です。クセがなく日本でも人気があります。

《栄養素と効能》

栄養的にはβ-カロテン、ビタミンC、E、K、カルシウム、カリウム、鉄などが豊富です。

β-カロテンには強い抗酸化力があり、がんや生活習慣病の予防効果もあります。ビタミンKは止血作用があり、カルシウムは骨を丈夫にし、また、カリウムは血圧の上昇を抑制する作用があります。そのほかアブラナ科特有のイソチオシアネートも含まれていて、がん予防に効果的です。

チンゲンサイの大きな特徴は、カルシウムやカリウム、ナトリウムなどアルカリ性のミネラルが豊富なことです。カリウムが100g中260mg、カルシウムが同100mg、ナトリウムが同32mg。アルカリ性のミネラルがトータルで約400mgも含まれています。アルカリ性のミネラルが胸やけに効果があることは、医学的にも証明されています。胃酸過多で胸やけのときに、チンゲンサイを食べることをおすすめします。

《食べ方のアドバイス》

下ゆで不要でアクのない使い勝手のいい野菜です。肉や魚介類と炒めたり、茹でて油であえると、おいしさもビタミンやミネラルの吸収率も高まります。

《おすすめの食べ合わせ》

チンゲンサイ　＋　豚肉

がん、生活習慣病予防。豚肉の酸性をチンゲンサイのカリウムやカルシウムなどのアルカリ性ミネラルが、胸やけを防いでくれます。

◆モロヘイヤ　栄養成分の宝庫の健康野菜

分類：シナノキ科ツナソ属
エネルギー：38ｋｃａｌ／１００ｇ
旬：7～9月

エジプトを中心とする中近東地域で栽培され、高温の乾燥地帯でも育つ生命力の強い野菜。クレオパトラも好んで食べたといわれており、「モロヘイヤ」は、アラビア語で「王様の食べる野菜」という意味を持っています。だからといって、王様だけに食べられていたのではなく、古来、エジプトで日常的に食べられていた庶民の味なのです。約30年前に日本に入ってきました。

《栄養素と効能》

緑黄色野菜の中でもずばぬけた栄養価があり、なかでもβ-カロテンはトップクラス。カルシウムは野菜の中でパセリに次ぐ含有量です。ほかにもビタミンB_1、B_2、C、カルシウム、鉄など、ビタミンやミネラルの含有量の多さが特徴です。

ヌメリ成分のムチンは、たんぱく質の吸収を高めて胃腸や目を保護し、肝臓の働きをよくします。

《食べ方のアドバイス》

シュウ酸を含むので、茹でてから水にさらしアク抜きをするとよいでしょう。

《おすすめの食べ合わせ》

モロヘイヤ　＋　レバー

肝機能を高め胃腸を保護。モロヘイヤのネバネバ成分が、レバーのたんぱく質の吸収を高めます。

◆ブロッコリー　注目されるスルフォラファンの抗がん作用

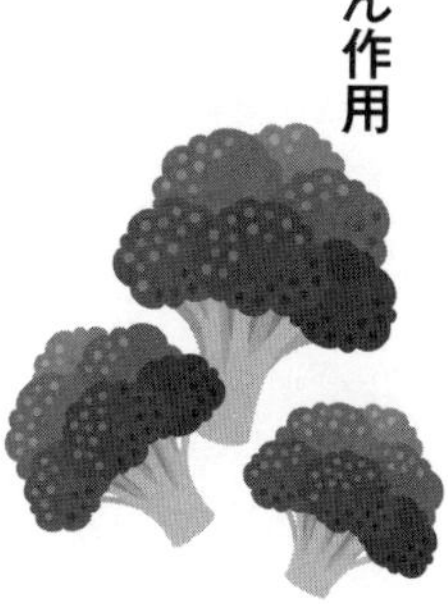

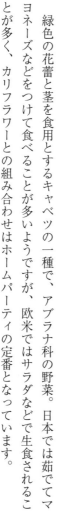

分類：アブラナ科アブラナ属
エネルギー：33kcal／100g
旬：11～3月

緑色の花蕾と茎を食用とするキャベツの一種で、アブラナ科の野菜。日本では茹でてマヨネーズなどをつけて食べることが多いようですが、欧米ではサラダなどで生食されることが多く、カリフラワーとの組み合わせはホームパーティの定番となっています。

発芽したての子葉と胚軸を、カイワレダイコン同様スプラウト（発芽させた新芽）として食べることができます。一般に、ブロッコリースプラウトと呼ばれています。

《栄養素と効能》

ブロッコリーには豊富なβ-カロテンのほか、ビタミンB_2、C、K、U、葉酸、カリウム、インドール化合物、スルフォラファンが含まれます。スルフォラファンはアブラナ科の野菜の中でもブロッコリーに多く含まれ、ブロッコリースプラウトになると、ブロッコリーの20～50倍も含まれています。がん予防効果やピロリ菌抑制効果等があるとされており、いわし等のビタミンB_6と一緒に摂ると、効果が高められることが期待できます。また、ビタミンCにも抗がん作用があります。

《食べ方のアドバイス》

生で、オーロラソースなどコクのあるソースで食べるのが定番です。生臭みもなく美味です。

《おすすめの食べ合わせ》

ブロッコリー　＋　いわし

がん予防。いわしのビタミンB_6がブロッコリーのスルフォラファンの効果を高めます。

◆ブロッコリースプラウト　高濃度のスルフォラファン含有

《栄養素と効果》

ブロッコリースプラウトとは、ブロッコリーのスプラウト（発芽させた新芽）です。成熟ブロッコリーの20倍以上と高濃度にスルフォラファンを含むのが特徴で、レギュラーパック（50ｇ）で成熟ブロッコリー約5個（1000ｇ）分、ミニカップ（20ｇ）で成熟ブロッコリー約2個（400ｇ）分のスルフォラファンを含みます。スルフォラファンは発がん性物質を無毒化する酵素の働きを活性化します。

ブロッコリーだけに含まれるスルフォラファンという成分は、米国ジョンズ・ホプキンス大学のがん予防研究の権威、ポール・タラレー博士の発見によるものです。スルフォラファンは、ブロッコリースプラウトに含まれるミロシナーゼという酵素と反応することで、生成されます。

《食べ方のアドバイス》

酵素であるミロシナーゼは熱に弱いため、生で食べ、よく噛むことで、その効果は一層高まります。

《おすすめの食べ合わせ》
ブロッコリースプラウト　＋　さば
がん予防効果。ブロッコリースプラウトとさばのビタミンB_6とで、がん予防効果があります。

◆カリフラワー　生で食べて美肌と疲労回復に

分類：アブラナ科アブラナ属
エネルギー：27kcal/100g
旬：11〜3月

花頭の部分を食用にする野菜で、花蕾のサクサクとした歯ざわりが特徴です。葉も食用となりますが青っぽさと苦みが強いのであまり食べられていないようです。西欧ではブロッコリーとともに生でサラダとして食べる場合が多いようですが、加熱によるビタミン類の損失を考えれば、これはおすすめの食べ方です。

《栄養素と効能》

カリフラワーにはビタミンB_1、B_2、Cが多く、ビタミンB_1は糖質の代謝を促進しエネルギーをもたらし、疲労回復効果が。ビタミンB_2は皮膚や粘膜や目の粘膜をきれいにします。ビタミンCは皮膚のコラーゲンが作られるのを強力にサポートして美肌効果をもたらせてくれます。

低炭水化物ダイエットをする人の中には、カリフラワーをじゃがいもの代わりに食べる人もいるとか。成分は違いますが、そのズッシリとした食べ応えがいいのかもしれません。

《食べ方のアドバイス》

カリフラワーに含まれるビタミンCの量は、ブロッコリーに比べると若干少ないですが、生で食べれば加熱による損失が少なくてすみます。

《おすすめの食べ合わせ》

カリフラワー　＋　納豆

美肌効果。カリフラワーのビタミンCと納豆のたんぱく質とで、美肌効果が期待できます。

◆アスパラガス　体を元気にするアスパラギン酸を含む

分類：ユリ科クサスギカズラ属
エネルギー：22kcal/100g
旬：5〜6月

まるで細い竹の子のように地面をおしのけて、次々と生えてくるアスパラガス。実に力強くたくましい野菜で、古代ギリシャ時代から栽培されていました。グリーンアスパラガスとホワイトアスパラガスがありますが、これは栽培法の違いです。ホワイトアスパラガスは光を当てずに育てます。

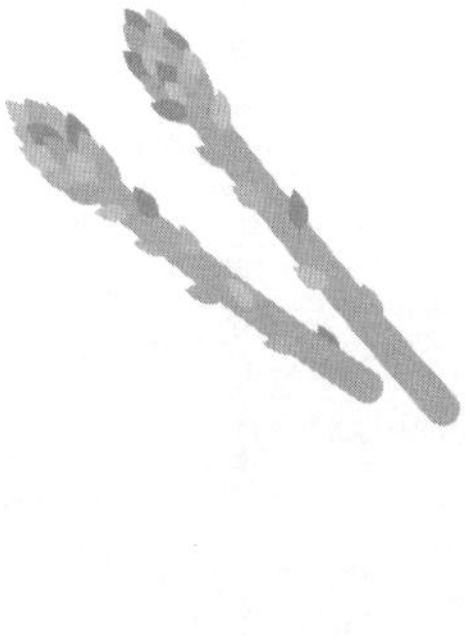

《栄養素と効能》

アスパラガスには、アスパラギン酸やカロテンのほか、ビタミンB_1、B_2、C、E、葉酸など多くのビタミンを含み、利尿作用があります。

エネルギーを生み出すアスパラギン酸は、アスパラガスから発見され命名されたアミノ酸です。エネルギー代謝に関与し、疲労に対する抵抗力を高める働きがあります。スポーツ選手がアスパラギン酸を摂取すると、スタミナが増すことがわかっており、スタミナ強化をうたったドリンク剤にも使用されています。

穂先に含まれるルチン、別名ヘスペリジン（ビタミンP）は、活性酸素を除去するなどの働きがあり、不安定なビタミンCを安定させ、その働きを助けます。

《食べ方のアドバイス》

根元の硬い部分は、捨てないで食べてください。皮をむいて、直火焼きにしてマヨネーズやお味噌で食べても美味です。

《おすすめの食べ合わせ》

アスパラガス　＋　ブロッコリー

疲労回復、スタミナ増強。アスパラガスのアスパラギン酸とブロッコリーのビタミンCでエネルギッシュに。

◆たけのこ（筍）　うま味成分のチロシンに健脳効果が

分類：イネ科マダケ属

エネルギー：26kcal／100g
旬：4～5月

たけのこを食べるのは世界でも日本と中国だけで、独特のその味わいは、アミノ酸の一種であるチロシンによるものです。チロシンは茹でたたけのこを切ったときに節にたまっている白い粉で、健脳効果があります。これを薬品と間違えて取り除く人がいますが、その心配はいりません。

《栄養素と効能》

栄養成分は、たんぱく質が多く、他にカリウムや食物繊維、ビタミンB_1、B_2、C、Eなどを含みます。食物繊維は腸の有害物質を吸着して排出し、コレステロールの吸着を防ぐので、がんや動脈硬化の予防効果があります。

うま味はアミノ酸のアルギン酸で、スタミナ増強・疲労回復・肝機能改善効果があります。

《食べ方のアドバイス》

たけのこのアクは、シュウ酸やホモゲンチジン酸という成分です。チロシンが酵素によって次第に変化し、ホモゲンチジン酸になるため、加熱して酵素を失活させるアク止めが必要となります。アクは掘り採ってから早く調理するほど少なく、これが「湯を沸かしてから掘れ」といわれるゆえんです。

《おすすめの食べ合わせ》

たけのこ　＋　なめこ

疲労回復、健脳効果。なめこのネバネバ成分がたけのこのアミノ酸・チロシンの吸収を高めます。

◆セロリ　古代から整腸剤として活躍

分類：セリ科オランダミツバ属

エネルギー：15kcal／100g

旬：11〜5月

セロリは葉および茎に新鮮な香味がありますが、種子のセロリシードには青臭さとほろ苦さがあります。古代ローマ・ギリシャにおいては食用にせず、整腸剤、強壮剤、香料として利用されました。葉も茎もすべてを食べることができます。

《栄養素と効能》

セロリは葉の部分に、ビタミンB_1やB_2が多く含まれ、その他にもβ-カロテン、ビタミンC、食物繊維などの栄養素を含みます。また、ビタミンUも含まれているので、胃腸の粘膜の新陳代謝を促進し、修復する働きがあります。

セロリ特有の青臭い芳香はセダノライドによるもので、種子の精油の主成分はリモネンやアピインやセネリンという栄養成分からきています。この3つの成分は、精神を落ち着かせる沈静効果があり、イライラや頭痛を和らげる効能があります。このほかに、眼炎、利尿、膀胱・肝臓・脾臓の浄化、降圧に効果を発揮します。また、種子から得たセロリ油には子宮収縮作用があるという報告もあります。特有の香り以外に独特のシャキシャキした歯触りが魅力の野菜です。

《食べ方のアドバイス》

一般的に筋を取り除きますが、斜めに切れば筋があっても気にならずに食べられます。

《おすすめの食べ合わせ》

セロリ　＋　ヨーグルト

精神安定効果。整腸作用。セロリの食物繊維とヨーグルトの乳酸菌とで、整腸作用が増します。

〈香菜・ハーブ類〉

◆にんにく（大蒜）　抗菌・殺菌作用に抗がん作用もある

分類：ユリ科ネギ属

エネルギー：134kcal／100g

旬：5〜7月

今から4500年前に建立されたエジプトのピラミッドの労働者も食べたというにんにく。古くからスタミナがつく食品として世界各地で活用されてきましたが、その強烈な匂いゆえ、僧侶達には食べることが禁じられていたそうです。

経験的に体によい野菜として食べられてきたにんにくに、近年では科学のメスが入り、多くの効果的な成分が含まれていることがわかっています。

《栄養素と効能》

にんにくの強い香りのもとのアリシンは、強い殺菌作用があるほか、がんや血栓を予防する効果があります。さらにアリシンは体内でビタミンB_1と結合すると、強壮効果や脂肪燃焼を促進するアリチアミンになります。

また、にんにくの中にある物質と糖分が結合してできるスコルジニンは、スタミナ増強や抗がん作用があります。

ゲルマニウムはにんにく中に含まれるミネラルで、酵素を全体に供給する働きがあり、疲労回復や強壮効果、抗がん作用があります。

メチルアリルトルスルフィドは血液の凝固を防ぎ、脳卒中や心筋梗塞等を予防します。

にんにくを80度位の温度で熱すると「アホエン」という成分ができます。このアホエンはアリシンが加熱されることで生じる物質で、抗血小板作用や抗菌作用があります。

《食べ方のアドバイス》

溶血作用があるので、カツオのたたきなどに添えて。生で食べる際には、胃腸の弱い方は気をつけてください。

《おすすめの食べ合わせ》

にんにく ＋ いんげん

がん、血栓予防、強壮効果。にんにくの硫化アリルが、いんげんのビタミンB_1の吸収を高めます。

◆しょうが（生姜）　血行をよくし体を温めてくれる

分類：ショウガ科ショウガ属
エネルギー：30kcal／100g
旬・新しょうが6～8月

今や世界的に人気のお寿司に添えられるガリは、しょうがの甘酢漬けです。しょうがは、インドや中国では紀元前から医薬品として栽培されていました。日本料理ではすりおろしたものをお醬油と合わせてしょうが醬油にしたり、千切りにしたり（針生姜）、刻んで振りかけたり、といった使い方が多いようです。冷や奴、素麵、かつおのたたきやお寿司などに、しょうがは欠かせない薬味とされています。

《栄養素と効能》

しょうがの主成分はジンゲロールですが、このジンゲロールを乾燥、加熱すると、ショウガオールとジンゲロンを発生させます。ジンゲロールとショウガオールに由来する特有の辛味と、ジンゲロンに由来する独特の香りがあります。

辛み成分のショウガオールは、遺伝子が傷つくのを防ぐ働きや、血中コレステロールを減らす働きがあります。ジンゲロール、ショウガオールはともに、血行をよくし体を芯から温めるので、冷え性や低体温の人は常食することをおすすめ致します。

《食べ方のアドバイス》

ジンゲロールは、生のしょうがに多く含まれていて、殺菌作用や酸化防止、鎮咳作用などがあります。ショウガオールは、熱を加えることにより発生して、体を温めること、食欲増進、血行促進などの効果があるのです。目的に応じた食べ方をおすすめします。

《おすすめの食べ合わせ》

しょうが　＋　にんにく

冷え性に効果。しょうがのショウガオールとにんにくの硫化アリルとで、血行促進効果。

◆しそ（紫蘇）　カロテンの含有量が高くイライラ解消にも

分類：シソ科シソ属

エネルギー：37kcal/100g

旬：青じそ7〜10月　赤じそ：6〜8月

しそは、その薬効が知られ、平安時代から栽培されていました。主に食用とするのは、青じそと赤じそです。葉だけでなく芽や花も利用できます。

発芽間もないものを芽じそ、花をつけたものを花穂、実が入ったものを穂じそといい、薬味や刺身のツマとして利用され、日本料理に欠かせない役目を果たしています。

《栄養素と効能》

しそは葉に栄養素が多く、とくにβ-カロテンの多さは全野菜の中でもトップクラスです。カルシウム、鉄分といったミネラルも豊富で、ビタミンもB_1、B_2、Cと豊富に含まれています。

特有の香り成分はペリルアルデヒドといい、防腐や殺菌効果、食欲増進効果があります。また、しそには神経を鎮める働きもあり、しそを常食していると神経のイライラが抑えられ、精神的に安定した生活を送ることができます。

《食べ方のアドバイス》

アクが強いので、生で食べる際には、切ってから水にさらすと綺麗な彩りになります。

《おすすめの食べ合わせ》

しその葉　＋　えだまめ

食欲増進。しそのβ-カロテンが、えだまめのビタミンCの働きを守ります。

◆バジル　フレッシュ感あふれる香りにリラックス効果が

分類：シソ科メボウキ属
エネルギー：24kcal／100g
旬：7～8月

イタリア料理のスパゲティで大活躍の、トマトと相性のいいハーブです。古代ギリシャでは〝王家の薬草〟として浴湯・薬に利用されるなど、古くからその効能が知られています。

《栄養素と効能》

バジルには大量にβ-カロテンが含まれています。β-カロテンには免疫力を高め、抗酸化作用があるといわれています。つまりアンチエイジング効果があるということです。アメリカの国立がん研究所では、がん予防のための食物リストに入っています。また、ビタミンEも多いほうです。ビタミンEも老化防止の決定版といえます。ミネラルは、カルシウム、鉄分、マグネシウムなどが多く含まれています。

特有の香りはリナロール、カンファー、オイゲノールという精油成分で、リラックス効果や集中力を高める効果があります。また、食欲を促進し、胃腸の働きをよくする効果も。ほかにも香り成分のシネオールは虫除けに、微量のサポニンには咳止めの効果があります。

《食べ方のアドバイス》

モッツァレラチーズとトマトにバジルを加えオリーブ油と塩で、美味しいイタリアンサラダが出来ます。たくさんある時には、オリーブ油と一緒にミキサーにかけて、塩を加えてペーストに。スパゲティにかけたりバゲットに塗ったりすると美味です。

《おすすめの食べ合わせ》

バジル　＋　こんぶ

免疫力が高まり風邪予防。バジルのカロテンとこんぶのカロテンとで免疫力が高まり、風邪を予防。

◆パクチー（コリアンダー）　胃腸のトラブルやイライラを改善

分類：セリ科コエンドロ属

エネルギー：22kcal/100g
旬：3〜6月

ご存知、ベトナム料理の「生春巻き」や「フォー」などに必ず使われているハーブです。英名がコリアンダーで、中国ではシャンツァイ（香菜）、タイではパクチーと呼ばれています。数千年前の古代エジプト時代から、薬用や調味料として人類が用いてきた最古のスパイスの一つ。中国や東南アジア料理の香りづけに欠かせないハーブで、南米でもよく利用されています。

《**栄養素と効能**》

ビタミンCやカルシウム、鉄などの栄養素を豊富に含んでおり、美肌作りに効果が期待できます。また、腸内に溜まったガスを排出し、便通をよくしてくれますし、体内の重金属をも排出する効能があるといわれています。

生葉は特有のクセのある香りで、好き嫌いが分かれますが、この香りはモノテルペン類のセルミンやデカナールなどに由来するもの。この精油成分が胃弱や食欲不振、健胃、解毒、頭痛等に効くだけでなく、神経の緊張をほぐしてイライラや不眠の解消にも効果があります。不安症や不眠症で悩んでいる方には特におすすめです。

《食べ方のアドバイス》

スープの他に、カツオやマグロなどのお刺身とまぜてサラダにするのも美味です。

《おすすめの食べ合わせ》

パクチー　＋　カモミール

食欲不振、不眠症、美肌効果。パクチーとカモミールの精油成分とで安眠効果が得られます。

〈果物〉

◆りんご（林檎）　りんごのペクチンがお腹の調子を整える

分類：バラ科リンゴ属

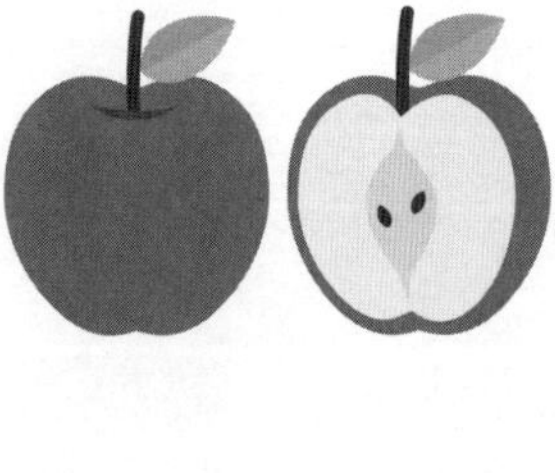

エネルギー：54kcal／100g

旬：9〜11月

《栄養素と効能》

りんごは、カリウムのほか、果糖やブドウ糖といった糖質が主で、リンゴ酸、クエン酸、酒石酸《しゅせき》といった酸味も含みます。りんごを1日3個以上食べると血圧が下がり、脳卒中や高血圧症が少なくなるそうです。これは果実中のカリウムの効果によるものです。

また、水溶性食物繊維のペクチンが豊富で、便秘予防に効果があり、反対に下痢をしたときにもお腹の調子を整えてくれます。ペクチンは、解毒効果が高いことも証明されているほか、腸内の悪玉菌を減らし、ビフィズス菌や乳酸菌を増やして大腸がんの発生を抑える働きをします。

また、りんごポリフェノールは、口臭の主成分のメチルメルカプタンの抑制や、アトピー性皮膚炎などアレルギー症状の原因のヒスタミンの抑制、体内で発生する活性酸素を抑制するなどの働きをします。さらに、虫歯菌の働きを抑制し、エナメル質の崩壊を防ぎます。

《食べ方のアドバイス》

諺に「1日1個のりんごは医者を遠ざける」とあるように、毎日りんごを食べることをおすすめします。

《おすすめの食べ合わせ》

りんご　＋　オリゴ糖

便秘、大腸がん予防。りんごのペクチンとオリゴ糖とで腸内環境がよくなり、お腹の調子を整えます。

◆バナナ　アスリート御用達の優秀なスタミナ源

分類：バショウ科バショウ属

エネルギー：86kcal／100g

旬：通年

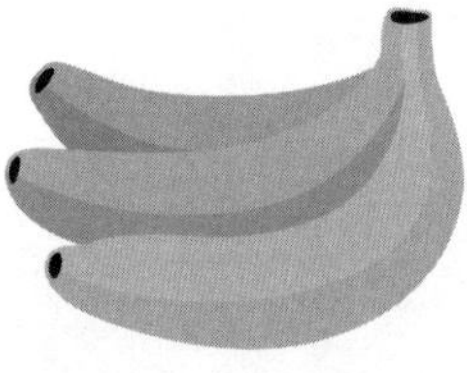

バナナは食べるとすぐエネルギーになり、それが長く続きます。さまざまな糖を含んで

いますが、ブドウ糖はすぐにエネルギーに変わり、果糖、ショ糖、でんぷんとその吸収速度が異なることで、エネルギーが持続するのです。そのため、多くのアスリートがスタミナ源としてバナナを食べています。手間がかからず、持ち運びも簡単と申し分なしで、忙しい人の軽食にもおすすめです。

《栄養素と効能》

バナナは果物の中でもカリウムが多いので、アメリカ人はカリウム源としてバナナを食べます。カリウムのほかには、ビタミンB_6、葉酸、ナイアシン、マグネシウム、食物繊維のペクチンやオリゴ糖も含みます。ビタミンB_6はたんぱく質の吸収を高め、葉酸は貧血予防に、マグネシウムはストレスから守る働きをします。また、食物繊維が満腹感と便秘予防効果をもたらせます。

《食べ方のアドバイス》

シュガーポット（黒斑）があるものが甘みが強いです。シュガーポットが出てきたものから食べるのがおすすめです。

《おすすめの食べ合わせ》

バナナ　＋　レバー

美肌効果。バナナのビオチンとレバーのビタミンB_2とで、美肌効果が得られます。

◆パイナップル　強力なたんぱく質分解酵素で胃腸を健康に

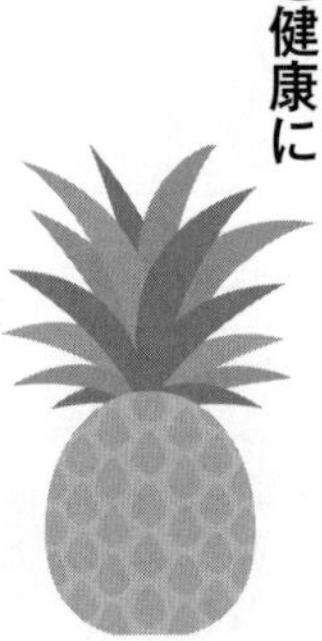

分類：アナナス科アナナス属
エネルギー：51kcal／100g
旬：国産／6〜8月　輸入／通年

さわやかな酸味と甘みが魅力のトロピカルフルーツ。糖分が多いのですが、低カロリーで、美容効果の高い、女性に人気の果物です。糖分の主体はショ糖で、そのほかにブドウ糖、果糖を含んでいます。酸味の主役はクエン酸で、そのほかにリンゴ酸、酒石酸などを含有しています。

《栄養素と効能》

β-カロテン、B_1、B_2、Cなどのビタミンや、カリウム、食物繊維を豊富に含むとともに、たんぱく質分解酵素ブロメリンを持っているのが大きな特徴です。中華料理では酢豚と一緒にパイナップルを炒めたり、ポークソテーに添えられたりしますが、これは豚肉とパイナップルの甘酸っぱさがよく合うということと同時に、分解酵素のブロメリンで肉の消化を助けるという合理的な方法です。また、このブロメリンは、腸内の腐敗産物を分解するので、下痢や消化不良、ガス発生、悪臭大便などの消化器障害の改善効果があります。

《食べ方のアドバイス》

ブロメリンは酵素ですから、加熱のしすぎは禁物。パイナップルを火にかける際は、最後にサッと加えるようにするのがポイントです。

《おすすめの食べ合わせ》

パイナップル　＋　牛すじ肉

消化不良改善。パイナップルのブロメリンが、牛すじ肉を軟らかくしてくれます。

◆いちご（苺）　5粒で1日に必要なビタミンCが補える

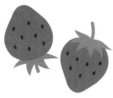

分類：バラ科オランダイチゴ属

エネルギー：34kcal／100g

旬：12〜6月

子供にも人気の果物、いちご。わたしたちが果実と思って食べている部分は、実は花托《かたく》の肥大したもので、本当の果実は、種のように表面に付いている小さな粒の部分です。

《栄養素と効能》

いちごはビタミンCが多く含有されていることで、よく知られています。100g中におよそ62mg も含まれており、1日に5粒も食べれば必要量を十分摂取できるほどです。ビタミンCは風邪の予防にもよく、肌のメラニン色素が増加するのを抑える働きもあります。毎日いちごを常食していれば、しみ、そばかすの予防になり、美容効果にも期待大です。

ビタミンCが足りなくて歯ぐきから血が出るような場合にも、いちごは効果を発揮します。常食すれば歯ぐきを丈夫にし、歯槽膿漏の予防にも効果的です。

糖分は主にブドウ糖と果糖で、酸味にはクエン酸やリンゴ酸を含んでいるので、疲労回復効果があります。また、水溶性の食物繊維のペクチンが多いので、善玉菌を増やして腸の働きを活発にします。

《食べ方のアドバイス》

ペクチンは糖や酸と一緒に加熱することでゲル化するため、いちごはジャムにも適しています。

《おすすめの食べ合わせ》

いちご　＋　ココア

しみ、そばかす予防。いちごのビタミンCがココアの鉄分の吸収を高めます。

◆もも（桃）　高血圧や動脈硬化の予防に効果的

分類：バラ科サクラ属

エネルギー：40kcal/100g

旬：7～9月

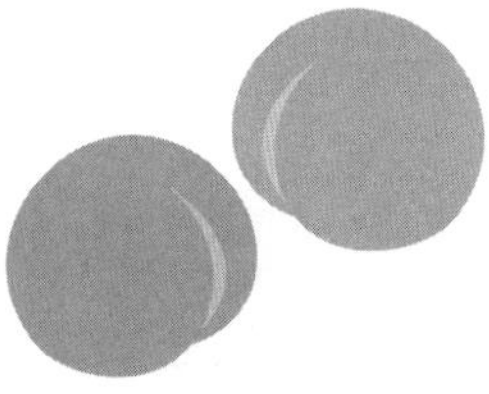

《栄養素と効能》

みずみずしく見るからにおいしそうなももには、水溶性ビタミンのナイアシンやミネラルのカリウムが含まれています。また、整腸作用のあるペクチンなど水溶性食物繊維も多く含まれています。

食物繊維は便秘解消の効果があることで知られています。便秘が解消されることで、美肌効果や大腸がんの予防にも効果的です。

ナイアシンは、コレステロールや中性脂肪を減らし、カリウムにはナトリウムとのバランスをとりつつ細胞を正常に保ったり、余分な塩分を排出して血圧を調整したりする効果があります。つまり高血圧や動脈硬化、脳卒中の予防にもなるのです。

《食べ方のアドバイス》

疲労回復効果をもたらせるクエン酸、リンゴ酸などの有機酸も含みますので、ひと仕事終えた後にちょっと口にするだけでもよいでしょう。

《おすすめの食べ合わせ》

もも　＋　チーズ

便秘解消、美肌効果。ももの有機酸が、チーズのカルシウムの吸収を高めます。

◆ぶどう（葡萄）　皮と種にも有効成分がたっぷり

分類：ブドウ科ブドウ属
エネルギー59kcal／100g
旬：8〜10月

世界で最も多く生産されている果物で、5000年も前からカスピ海沿岸等で栽培されていました。主成分は、糖質のブドウ糖と果糖で、そのほかに多量の酒石酸やクエン酸を含みます。

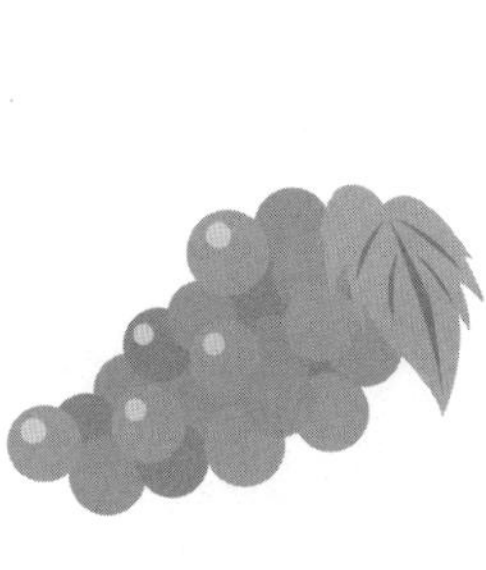

《栄養素と効能》

ぶどうに多く含まれるブドウ糖は、体内に入ってすぐにエネルギー源となるので、ヨーロッパでは「畑のミルク」といわれていたほどです。育ち盛りの子供や妊婦にも、ぶどうの生食やぶどうジュースはおすすめです。ほかにβ-カロテン、ビタミンB_1、B_2、C、カリウム、鉄分、食物繊維のペクチンも含みます。

皮と種にはポリフェノールの一種、アントシアニンが含まれています。赤ワインや干しぶどうで摂ることができます。アントシアニンは、赤い色素で活性酸素を取り除き、視力回復や肝機能の向上が期待できます。干しぶどうは鉄分も多く含むので、貧血の改善に効果があります。さらに、整腸作用のあるペクチンというゲル化（ゼリー化）作用を持つ成分が含まれ、これからジャムが作られます。

《食べ方のアドバイス》

ぶどうは、ブルームと呼ばれる白い粉がしっかりとついているものを選びましょう。水につけると痛むので食べる直前に洗うようにします。

《おすすめの食べ合わせ》

ぶどう　＋　たまご

肝機能向上。ぶどうのレスベラトロールが、たまごのコレステロールの吸収を抑えます。

◆キウイフルーツ　豊富なビタミンCで抗酸化力を発揮

分類：マタタビ科マタタビ属

エネルギー：53ｋｃａｌ／１００ｇ

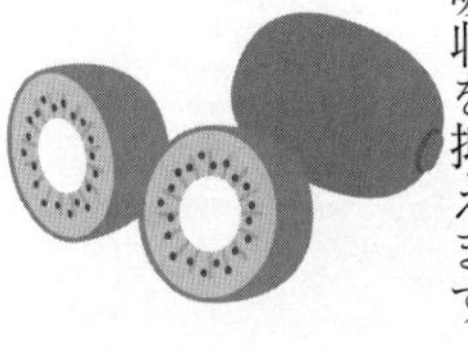

旬：国産／11月　輸入／通年

果皮の表面に褐色の毛が生え、丸いその形からニュージーランドの国鳥、キウイに似ていると命名された果物。甘みと酸味のバランスがちょうどよく、独特の食感、食べやすさから人気の高いフルーツです。

《栄養素と効能》

栄養価が高く、ビタミンCの宝庫。1個で1日に必要なビタミンCの量、100mgの約7割を摂ることができます。ビタミンCのほかに、β-カロテン、葉酸、パントテン酸、ビタミンB_6、ビタミンE、カルシウム、マグネシウム、鉄、銅、食物繊維のペクチンを含みます。また、レモンやライムの次に有機酸が多く、クエン酸やリンゴ酸は疲労回復に効果があります。

たんぱく質分解酵素のアクチニジンも含みます。さらに、細胞に変異を起こさせる物質に対して、その活性を抑える作用（抗変異原性）が高いことが明らかになっています。キウイフルーツの強い抗変異原性は、がん予防に役立つと考えられます。

《食べ方のアドバイス》

アクチニジンのたんぱく質酵素の力は強力で、薄く輪切りにしたキウイフルーツを肉にのせて下味をつければ、硬かった肉がやわらかくなり、また風味も増します。

《おすすめの食べ合わせ》

キウイフルーツ　＋　いか

消化吸収促進効果。キウイフルーツに含まれる酵素アクチニジンが、消化の悪いいかのたんぱく質の消化を助けます。

◆すいか（西瓜）　シトルリンをたっぷり含む皮も食べよう

分類：ウリ科スイカ属

エネルギー：37ｋｃａｌ/１００ｇ

旬：7～8月

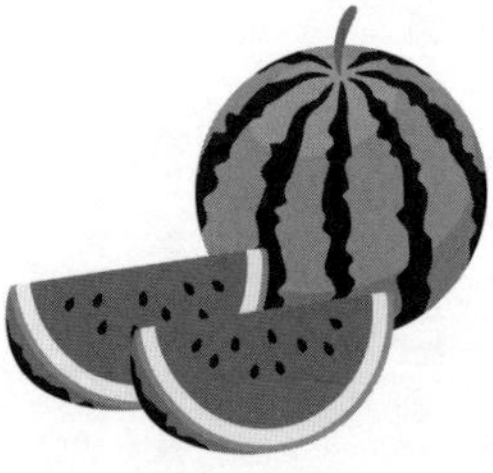

《栄養素と効能》

すいかは約90％が水分で、その果肉と皮にはアミノ酸のシトルリン、リコピン、イノシトール、カリウムを含みます。糖類としては果糖が最も多く、そのほかブドウ糖、しょ糖、デキストリン類を含みます。

赤い果肉に含まれるリコピンは、トマトの1・4倍も含むので動脈硬化やがん予防効果が期待できそうです。

シトルリンは、大注目の成分です。体内で一酸化窒素を産み出し、血管を拡張させて血流を促進させます。血流が改善されることにより、脳内の血流量が活発になって脳の機能を高めたり、ホルモンバランスを整え、「バイアグラ」同様、精力増強にもつながるようです。女性にも有効ですよ。シトルリンは頭部の血流もよくすることから、薄毛の改善にも役立つそうです。すべて副作用はありませんので、安心して食べることができます。

《食べ方のアドバイス》

シトルリンは果肉よりも皮にたっぷり含まれているので、ぬか漬けなどにして食べることをおすすめします。

《おすすめの食べ合わせ》

すいか　＋　鶏のささみ

脳の機能を高める。すいかのシトルリンが、ささみのたんぱく質の吸収を高めます。

◆メロン　豊富なカリウムが腎臓病や高血圧の予防に

分類：ウリ科キュウリ属
エネルギー：42kcal/100g
旬：5～8月

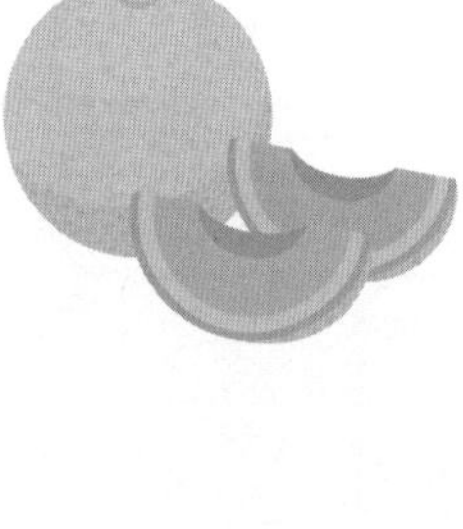

《栄養素と効能》

高級果物の代名詞のメロン。栄養価も高く、β-カロテン、ビタミンC、カリウム、食物繊維が豊富に含まれています。

カリウムはナトリウム（塩分）を排泄する作用や、体内の水分バランスを整えて利尿を促す働きがあり、むくみの改善、腎臓病や高血圧の予防に効果があります。

また、温室メロンには、抗ストレス作用のあるギャバという神経伝達物質が含まれています。ギャバは血圧を正常化させたり、イライラを鎮めたり、中性脂肪の抑制の働きをします。

さらに近年、メロンの改良種から抽出した「オキシカイン」という成分が、新世代の抗酸化物質として注目されています。このオキシカインは、人体内で活性酸素を抑えるSOD酵素を活性化させる働きがあり、これによりがんの発生や進行、体の老化を抑える働きや、脳・肝機能を活性化する効果、また疲労の原因となる乳酸を減少させる効果があるそうです。

《食べ方のアドバイス》

柔らかいわたの部分は、捨ててしまいがちですが、アデノシンを含みます。血液サラサラ効果や育毛効果があるとされていますので、捨てないほうがいいと思います。

《おすすめの食べ合わせ》

メロン　＋　レバー

イライラを鎮める効果。メロンのビタミンCが、レバーの鉄分の吸収を高めます。

◆マンゴー（芒果）　抗酸化作用に優れた果実の女王

分類：ウルシ科マンゴー属

エネルギー：64kcal／100g

旬：国産／6～8月

《栄養素と効能》

甘く芳醇な香りを嗅いだだけで、リラックス効果が得られるというマンゴー。β-カロテンが多く含まれているほか、ビタミンB_1、B_6、C、E、カリウム、葉酸、食物繊維のペクチンを多く含んでいます。

β-カロテンはプロビタミンAとも呼ばれ、体内で必要に応じてビタミンAに変わり、活性酸素を抑止し、免疫力を向上させて生活習慣病の予防に効果があるといわれています。ビタミンCの酸化を防ぎ、美肌効果や老化防止にも期待が持てます。また、抗酸化作用があり、皮膚や粘膜を丈夫に保つので、感染症の予防やがん予防に効果があります。

さらに、貧血予防やたんぱく質の代謝を助ける葉酸も多く含まれています。

カロテノイド（動植物に含まれる黄色、赤色、紫色などの色素）の一種であるゼアキサンチンやビオラキサンチンも含まれています。ゼアキサンチンは目の網膜や黄斑部にも存在して、目の健康を守る効果が。ビオラキサンチンには、細胞のがん化を抑える作用があるといわれています。

《**食べ方のアドバイス**》

マンゴーを美味しく効率よく食べるには、「花咲カット」がおすすめです。種を挟んで、縦3等分に切り、真ん中は皮を剥いてそのまま種を残して食べます。両側の果肉に縦横に切れ目を入れて皮を押し出すと、果肉が盛り上がります。

《**おすすめの食べ合わせ**》

マンゴー　＋　抹茶

美肌効果、老化防止。マンゴーのビタミンCと、抹茶のビタミンEとで美肌効果、老化防止効果が得られます。

◆かき（柿）　タンニンの力で免疫力をアップ

分類：カキノキ科カキノキ属

エネルギー：60kal／100g

旬：9〜11月

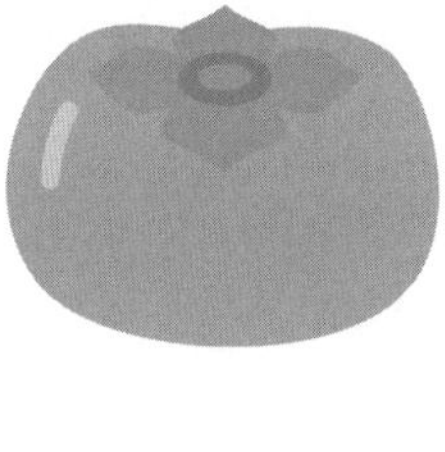

秋を代表する果物で、里心を感じさせるかき。日本の果物の中でも、奈良時代から栽培されているといわれ、最も古い部類に入ります。昔から「かきが赤くなれば、医者が青くなる」といわれるほど栄養価が高く、健康食品として非常に優れています。

《栄養素と効能》

かきには糖質の果糖とβ-カロテン、ビタミンC、ペクチンが豊富に含まれています。果糖はお酒を飲み過ぎた時の二日酔い予防効果があるとともに、寒くなる季節に向けての風邪の予防効果もあります。また、ビタミンCは柿1個で一日の必要量をほぼまかなえるくらい多く含まれています。疲労回復、かぜの予防、がん予防、老化防止に効果があるほか、動脈硬化や高血圧予防の特効薬とされています。

特有の渋みは、タンニンです。タンニンは、免疫力を高めてノロウイルスの活動を抑えこみ、感染を予防する効果があることがわかっています。また、カタラーゼ、ペルオキシダーゼという酵素がアルコールの酸化や分解を促進し、体外に排出する働きがあるので、二日酔い防止にも効果があります。

《食べ方のアドバイス》

かきにレモンをかけるとパパイアのようになります。熟しきってしまった柿はヨーグルトをかけたり、ジャムにすると美味です。

《おすすめの食べ合わせ》

かき　＋　酒

二日酔い防止、風邪の予防。かきのタンニンや酵素がアルコールを分解して、二日酔いを防ぐ働きがあります。

◆なし（梨）　疲労回復効果に加え整腸作用も

分類：バラ科ナシ属
エネルギー：日本なし43ｋｃａｌ／１００ｇ、西洋なし54ｋｃａｌ／１００ｇ
旬：９〜11月

なしは、日本が原産の秋の果物。爽やかな味わいで、海外ではサラダや漬物、砂糖煮など、お料理にも取り入れられています。

《栄養素と効能》

なしに含まれる糖質の果糖やショ糖、有機酸のリンゴ酸、クエン酸、アミノ酸のアスパラギン酸には、疲労回復効果があります。また、ミネラルのカリウムと鉄分には、エネルギーを生み出す効果も期待できます。

なし特有のシャリシャリした食感は、不溶性食物繊維のリグニンとペントザンで、腸の働きを活発にし、便秘予防に効果があります。さらに、清涼感のある甘さを持つ糖アルコールのソルビトールには、整腸作用があります。

《食べ方のアドバイス》

なしは消化酵素を含み、肉類のたんぱく質を分解する作用があります。韓国ではこの特徴を利用し、すりおろしたなしに肉を一晩漬け、もんで軟らかくするなど、なしを調味料として使用しています。そのため、韓国では日本の4倍ものなしが消費されています。

《おすすめの食べ合わせ》

なし　＋　寒天

便秘予防。なしのソルビトールと寒天の食物繊維とで、腸内環境がよくなります。

◆アボカド　老化防止に役立つ不飽和脂肪酸を含む

分類：クスノキ科ワニナシ属
エネルギー：187kcal／100g
旬：通年

「森のバター」といわれるアボカド。かつてオードリー・ヘップバーンやハリウッドの女優さんが朝食として食べていたことでも有名です。

アボカドは果肉の約20％が脂肪。しかし、その80％は不飽和脂肪酸なので、コレステロールの心配はなく、むしろ、悪玉コレステロールを減らす効果があります。動脈硬化を予防し、老化防止に役立ちます。

《栄養素と効能》

β-カロテン、ビタミンB_1、B_2、C、E、葉酸、マグネシウム、カリウムなどを多く含むので、体に必要な三大栄養素（炭水化物・たんぱく質・脂質）を、スムースにエネルギーにすることができます。

葉酸には赤血球を造り、貧血を予防する効果があります。ビタミンC・Eも多いので、美肌や若さも保たれます。また、ビタミンEには抗酸化作用があり、老化予防や高血圧予防、発ガン抑制作用が期待できるだけでなく、女性ホルモンのエストロゲンの分泌を高める働きがあります。アンチエイジング効果も得られます。

さらに最近ではアボカドに含まれるプロトカテク酸という成分に、がん予防効果があると発表され、アボカドの効能にますます期待が高まっています。

《食べ方のアドバイス》

アボカドの食べごろは意外に難しいもの。艶があって少しふっくらしたものを選びます。硬かったら、バナナやりんごと一緒にビニール袋に入れると早く、追熟します。

《おすすめの食べ合わせ》

アボカド　＋　トマト

老化防止、美肌効果。アボカドの脂肪が、トマトのリコピンやβ-カロテンの吸収を促進します。

◆いちじく　老化防止や目の疲労回復に効果

分類：クワ科イチジク属
エネルギー：54kcal/100g
旬：7〜10月

昔から、不老長寿の果物と呼ばれる果物で、旬は7〜10月で、収穫は夏と秋の2回ですが、秋果の方が美味といわれます。我が国へは江戸時代に伝わったと考えられています。果実は花托の肥大した肉質部とその内側に密生する2500の小果の集合果です。

主な成分はブドウ糖と果糖です。酸はクエン酸を少し含んでいます。果肉の色はアントシアン系のシアニジンです。これは、活性酸素の発生を抑える抗酸化物質で、老化防止、目の疲労回復効果があることが人気を呼んでいる理由です。細胞の保護や肝機能の改善に有効に働くこともわかっています。マグネシウムも豊富です。マグネシウムは皮膚の表面にある細胞間脂質のセラミドという物質の合成を高め、皮膚の健康を維持します。また多く含まれるペクチンが腸を活発にし、便秘予防の効果もあります。

《食べ方のアドバイス》

日の当たらない冷暗所で保存し、食べる1～3時間前に冷蔵庫で冷やすと美味です。

《おすすめの食べ合わせ》

イチジク　＋　牛乳

マグネシュウムの働きを高めるカルシウムを豊富に含む牛乳と一緒に召し上がるとよいでしょう。牛乳でお腹を壊す方はヨーグルトをおすすめいたします。

3章

野菜の食べ合わせで体の不調を改善

体の不調に効く野菜の食べ方

日本では一年中、多くの野菜が出回っています。それぞれ味や香り、見た目が異なるように、含まれる有効成分（栄養素）もさまざまであることは、2章からもおわかりいただけたと思います。各野菜の特徴を活かし、効率的に有効成分を体内に取り入れるには、食材を上手に組み合わせて食べること、つまり「食べ合わせ」が大切です。

「食べ合わせ」をすると、それぞれの持つ栄養素の効能に変化が生じ、相乗効果や相加効果が得られる場合があります。

例えば、「しその葉とレモン」の食べ合わせでは、しその葉に含まれるビタミンEが持つ若返り効果と、レモンのビタミンCがもつ美肌効果で、単品で食べるよりも効果が増強されます。「アスパラガスとわかめ」を食べ合わせれば、アスパラガスに含まれるアミノ酸の一種、アスパラギン酸の吸収を、わかめのぬるぬる成分であるアルギン酸が高めるという効果があります。

逆に「食べ合わせ」によって、せっかくの有効成分を相殺してしまう場合もあります。

それぞれの栄養を相殺してしまう食べ合わせの例としては、「ほうれんそうと大豆」があげられます。ほうれんそうに含まれるカルシウムの吸収を、大豆のフィチン酸が妨げてしまうからです。このように、野菜を食べる上で食べ合わせを考えることはとても大切なのです。

この章では、さまざまな体調不良の改善に役立つ、野菜の食べ合わせをご紹介します。食べ合わせるべき食材は、一品の料理に使わなくても、一回の食事で摂れれば大丈夫。日々の食事に手軽に取り入れてみましょう。

1　イライラ

おすすめの食べ合わせ　大豆　＋　こまつな　＋　干ししいたけ

おすすめの料理　大豆と昆布の煮物　＋　こまつなのおひたし　＋　お吸い物

《原因と症状》

イライラの大きな原因にストレスがあります。ストレスには「セロトニン」が大きく関係しています。

セロトニンとは脳内で作られ、精神を安定させるなど「安らぎ」を与えてくれるホルモンです。セロトニンが不足すると感情にブレーキがかかりにくくなるため、ストレスを強く感じるようになります。セロトニンは、トリプトファンという必須アミノ酸から合成されます。トリプトファンは大豆やアーモンド、バナナ、カツオやマグロに多く含まれているので、イライラするときに意識的に食べるようにするとよいでしょう。

また、血糖値を安定させることが、セロトニンを安定して分泌させる条件です。砂糖のように急激に血糖値が上がる食品はそのあと急激に下がります。甘いものを食べすぎると気分が不安定になるのはこのためです。

ダイエットなどで食べる量が少ないと体はガス欠の状態になります。このため脳が低血糖になってしまい、これもイライラの原因となります。栄養素不足もイライラを招く原因となります。

「畑の肉」といわれる大豆には、多くの栄養素が含まれていますが、ビタミンB_1も多く含まれています。糖質をエネルギーに変えるにはビタミンB_1が必要です。また、最近の研究では、ビタミンB_1は精神にも働き、うつ病にも効果を発揮するので、ストレス社会の現代人には欠かせない栄養素といえます。ビタミンB_1が不足するとイライラしたりします。

《よく効く食べ方》

おすすめの料理は大豆がたっぷり食べられる「大豆と昆布の煮物」。そして、こまつなにはカルシウムが多く含まれています。カルシウムは集中力を高めるほか、イライラ防止に大変効果的です。「おひたし」などにして、たっぷり食べましょう。さらに、カルシウムの吸収にはビタミンDが必要なので、ビタミンDの多い干ししいたけをお吸い物などにして食べ合わせるとさらに効果的です。生しいたけの場合は、食べる前に1時間位日光に当てると、ビタミンDが生成されます。

2 肩こり・疲労

おすすめの食べ合わせ　ゴーヤ　＋　鶏胸肉

おすすめの料理　ゴーヤチャンプルー　＋　うま煮

《原因と症状》

二足歩行をする人間の体には、首や肩に非常に負担がかかります。首と肩の周辺には多くの筋肉があり、これらの筋肉は重い頭や腕を支えて立っているだけで、緊張しつづけています。緊張が続くと筋肉が疲れ、乳酸などの疲労物質がたまり硬くなります。それが血管を圧迫して血液の循環を悪くしたり、末梢神経を傷つけたりして、肩こりや痛みを起こします。さらに血行不良になると筋肉に十分な酸素や栄養が供給されず、筋肉に溜まった疲労物質を排出しにくくなり、ますます筋肉が硬くなるという悪循環に陥ってしまいます。

ゴーヤには、疲労回復効果のあるビタミンCが多く含まれていて、このビタミンCは、熱を加えてもほとんど失われません。さらに筋肉の収縮を調整するカリウムも多く含んでいます。

鶏胸肉には疲れを予防する抗疲労物質のイミダペプチドが含まれています。イミダペプチドとは、魚類や鳥類を含めた動物の筋肉、特に、渡り鳥の羽を動かす筋肉や、常に泳ぎ続けているマグロの尾びれなどに含まれている成分です。渡り鳥が長距離を飛び続けられるのも、マグロが長時間泳いでいられるのも、このイミダペプチドの成分のおかげだということがわかっています。

《よく効く食べ方》

おすすめの料理では「ゴーヤチャンプルー」でゴーヤのビタミンCとカリウムを摂取。鶏胸肉を使った「うま煮」に含まれるイミダペプチドとの相乗効果で、肩こりや疲労を改善します。

3　口臭

おすすめの食べ合わせ　こまつな　＋　りんご

おすすめの料理　こまつなの青汁　＋　フルーツサラダ

《原因と症状》

口臭とは「口あるいは鼻を通して出てくる気体のうち、社会的容認限度を超える悪臭」と定義されています。1999年度厚生省（現厚生労働省）保健福祉動向調査によると、約3・3万人のうち約10%が「口臭が気になる」と回答しました。自分ではなかなか気がつかない口臭ですが、その大部分は口の中に原因があり、その多くは舌苔（舌の表面につく白い苔状のもの）と歯周病です。口臭予防には、舌の清掃による舌苔の除去が最も有効な予防法です。歯周病が原因の可能性がある場合は、歯科医院での専門的な検査・治療が必要です。

一方、胃腸や肝臓の働きが衰えていることが口臭の原因となっている場合があります。胃の働きが悪いと、食べたものが停滞して、その部分に菌が繁殖したり発酵したりして口臭を放つようになります。

次に小腸で分解されて吸収された栄養素は、その後血液の流れに乗って肝臓に行きます。このとき、口臭の元となる物質も肝臓に行きますが、肝臓の働きが低下している場合は、食物が分解しきれなくなり、臭いが発生してしまいます。

さらに腸内環境が悪玉菌優位な状態では、食べたものが正常に分解されず腸内で腐敗しガスが発生します。このガスが血液中に溶け込み、呼気として口臭になります。

改善するためには原因を取り除くことが一番です。ここでは食べ物で口臭を消す方法を申し上げましょう。

《よく効く食べ方》

こまつなの緑色の成分である葉緑素（クロロフィル）には、消臭・殺菌効果があり、口臭予防になります。また、食物繊維の5000分の1の大きさで、小腸絨毛の奥に蓄積したダイオキシン、残留農薬、有害金属（水銀、鉛）を取り除いてくれる働きがあり、小腸のデトックスが可能になります。クロロフィルは加熱に弱いので「煮びたし」を作る際は、サッと火を通す程度にするのがポイントです。りんごは、昔から食べたものの匂いを消す食べ物といわれていますが、その成分はりんごポリフェノールで、口臭の主成分のメチルメルカプタンを抑制します。りんごに含まれる有機酸やペクチンは消化を助け、胃を保護してくれますし、食物繊維が整腸にも効果を発揮します。

4　二日酔い

おすすめの食べ合わせ　枝豆　＋　柿

おすすめの料理　枝豆のスープ　＋　柿なます

《原因と症状》

代表的な二日酔いの症状に脱水、吐き気、身体疲労（だるさ）、頭痛などがあります。

アルコールには利尿作用があるため、飲酒により摂取した水分の約4倍の水分を失います。そのため口がカラカラになったり、吐き気におそわれたりします。また、尿が出すぎると、体から塩分やカリウム、マグネシウムといった神経や筋肉や細胞の通常機能にとって重要な物質が出ていってしまいます。このことにより、体全体が倦怠感や脱力感におそわれ、さまざまな症状を引き起こします。

脱水症状と並んで多い二日酔いの原因に、アセトアルデヒドがあります。アセトアルデヒドは飲んだアルコールが、肝臓で分解される過程で生じる、非常に毒性の高い物質です。

人間の体にはそれを分解するアセトアルデヒド脱水素酵素とグルタチオンという物質がありますが、お酒を飲みすぎるとそれらの物質もついていけなくなって、体の中に毒素がたまってゆき、頭痛や吐き気が起こります。

急性の低血糖症が二日酔いの原因になっている場合もあります。肝臓はアルコールを分解している間、他の働きを休ませてしまいます。その中で二日酔いの原因となるのが、グルタミンによる糖（グリコーゲン）の生産不足です。通常、肝臓は糖分を貯蔵し、必要に応じて供給しているのですが、この貯蔵量は多くても8時間程度しかストックがありません。そのため、アルコール分解に肝臓が使われることで、糖分不足となります。脳に糖分が不足すると頭痛やだるさ、筋肉痛といった二日酔いの原因となります。

《よく効く食べ方》

枝豆はビタミンB_1、C、カリウム、カルシウム、マグネシウム、鉄分を含みます。なかでもビタミンB_1はアルコールの分解を促進するので、飲み過ぎたときや二日酔いに効果的です。また、お酒を飲むことで、多量に尿から排出されてゆくカリウムやカルシウム、マグネシウムといったミネラルも補うことができます。

柿には、カタラーゼ、ペルオキシダーゼという酵素がアルコールの酸化や分解を促進し、体外に排出する働きがあります。また、果糖が不足した糖分を補い、アルコールの分解を促進。ビタミンCもアセトアルデヒドの分解を促進します。柿のない季節は、いちごでもよいでしょう。さらにタンニンの収斂《しゅうれん》作用が胃の粘膜を収縮させ、アルコールの吸収を遅らせることで、二日酔い防止効果をもたらしてくれます。

おすすめ料理では、枝豆をスープにすることで消化、吸収をよくしました。

5　女性の更年期障害

おすすめの食べ合わせ　大豆　＋　ビール
おすすめの料理　　　　ゆでた枝豆

《原因と症状》

女性の更年期は、個人差はありますが、45歳から55歳の10年間をいいます。卵巣の働きが衰え、女性ホルモンである「エストロゲン（卵胞ホルモン）」の分泌が急激に減少することで起こります。エストロゲンの分泌量が減少すると、エストロゲンによって調節されていた身体のいろいろな機能がうまく働かなくなります。

エストロゲンが低下すると脳は卵巣に対して、もっと女性ホルモンを出すようにシグナルを送ります。シグナルを発することで、周囲の脳に不要な興奮を起こしてしまい、自律神経の調節がうまくいかなくなります。神経の調節不良や心身の不調が起こりやすく、こうした症状が、特に日常生活にまで影響をきたす場合を更年期障害と呼ばれ、治療を必要とします。

症状としては、疲れ易い、うつ状態、不安感、頭痛、肩こり、のぼせ、火照り、発汗、腹痛、腰痛、イライラ、動悸、息切れ、めまいなどがあります。腹痛や腰痛などは、更年期障害以外に、卵巣嚢腫などのおそれもあるので、このような症状が出た場合は病院で正しい診断を受ける必要があります。

更年期によって起こる頭痛は、エストロゲン分泌の減少により、脳血管の血管壁の痙攣や収縮によって起こるともいわれます。

大豆イソフラボン（ゲニステイン）の化学構造式は、女性ホルモン（エストロゲン）の化学構造式とよく似ているため、その働きも似ています。大豆食品に含まれるイソフラボンは、腸内で「アグリコン」という形に分解され、体内へと吸収されます。この「イソフラボンアグリコン」こそが、減っていく女性ホルモンと同じような働きをするので、更年期障害のさまざまな症状に効果があると期待できます。また、骨粗しょう症予防にも効果があるとされます。

《よく効く食べ方》

ビールのホップには、イソフムロンというポリフェノールの一種の成分が含まれています。イソフムロンは、ホルモンバランスを整えて自律神経失調症の緩和や、更年期障害をやわらげるという働きをします。さらに、血行をよくしますので冷え性や肩こり、肌荒れの改善などにも効果的です。ただし、飲み過ぎには注意を。ビールの適量は中ビン1本です。

6 冷え性

おすすめの食べ合わせ　しょうが　＋　ねぎ
おすすめの料理　しょうが甘酢　＋　すき焼き

《原因と症状》

手足が冷たくて眠れない、といった症状で悩む女性は多くいます。冷え性は病気ではなく、不定愁訴のひとつで、男性にはほとんど見られない女性特有の症状です。

冷え性は、全身の血管をコントロールしている自律神経のバランスがくずれ、調節がうまくいかなくなることから、「自律神経失調症」のひとつともいえます。自律神経の働きが乱れる原因は、ホルモンバランスの乱れのほかにも、ストレスや栄養不足、貧血などが考えられます。末梢の血管の血行が悪くなることで起こり、心臓から遠くなる手足は血液の循環が悪くなるため、症状が出やすくなります。また、ホルモンの分泌が乱れる更年期には、症状が強くなります。

一般的に女性は皮下脂肪が多く、寒さに強いといわれていますが、実は脂肪は熱を通しにくく、一度冷えると温まりにくい性質があります。さらに、男性に比べて血流の多い筋肉が少なく、先天的に心臓の働きが弱いといったことも、女性に冷え性が多い理由と考えられます。

痛みをともなうなど症状がひどい場合には、まれにレイノー病、バージャー病、膠原《こうげん》病、血栓症など血行障害の病気が原因となっていることもあります。

《よく効く食べ方》

しょうがの辛み成分はジンゲロールで、加熱するとショウガオールに変化します。どちらも血行をよくし、体を芯から温める働きがあるので、冷え性や低体温の人は常食することをおすすめします。また、ショウガオールには遺伝子が傷つくのを防ぐ働きがあります。

しょうがは甘酢に漬けることによって、血行促進作用が増し、新陳代謝が活発になり、冷え予防効果が得られます。甘酢にも、血液サラサラ効果があるので、血行が良くなり、冷え性改善に効果的です。

ねぎには、特有の香りと辛みの硫化アリルが含まれています。硫化アリルは糖質をエネルギーに変える働きのあるビタミンB_1を体内で高める働きがあり、体力回復に役立つほか、血行促進作用にも優れており、身体を中から温めてくれることで冷え性改善効果が期待できます。硫化アリルはねぎの白い部分に多く含まれます。「すき焼き」や鍋ものなどにして、おいしくたっぷりいただきましょう。ねぎのグルタミン酸と牛肉のイノシン酸とで、体がより温まります。

7 貧血

おすすめの食べ合わせ　干しぶどう　＋　赤ピーマン

おすすめの料理　干しぶどう入りドライカレー　＋　ピクルス

《原因と症状》

貧血は女性に多くみられます。特に若い女性の無理なダイエットや偏食などによる貧血が増えています。貧血と聞くと、体内の血液が足りていないように思いがちですが、正しくは血液中の赤血球に含まれるヘモグロビンが不足している状態です。

ヘモグロビンは酸素とくっつき、全身に酸素を送り届ける役割をもっています。ヘモグロビンが不足すると、体が酸欠状態になり、めまいや動悸、息切れ、立ちくらみなどの貧血症状が現れます。

貧血の原因として最も多いのは、ヘモグロビンの重要な材料である鉄分の不足によるものです。貧血の改善には鉄分が必要です。

鉄分にはヘム鉄と非ヘム鉄とがあります。ヘム鉄は肉や魚などに含まれ、非ヘム鉄は野菜や海藻に含まれます。吸収率は植物性食品の非ヘム鉄が1~10％に対して動物性食品のヘム鉄は5倍以上の10~30％とかなり優位です。ただし、鉄分だけを摂っていればいいというわけではなく、鉄の吸収を促すビタミンCやクエン酸と一緒に摂ることがポイントとなります。ちなみに、鉄分の吸収率を下げるものには、緑茶、コーヒー、紅茶などに含まれるタンニンがあります。

《よく効く食べ方》

豚肉や牛肉の赤身の部分は、野菜に含まれる鉄分より吸収率のよいヘム鉄が多いことで知られています。こうした肉を使用したドライカレーに、さらに鉄分の含まれる干しぶどうをトッピングして鉄分を強化。その鉄分の吸収を、赤ピーマンのビタミンCが高めます。食後にビタミンCの多いフルーツを食べるのも、鉄分の吸収を高める上で効果的です。

8　味覚の衰え

おすすめの食べ合わせ　落花生　＋　鶏肉
おすすめの料理　鶏肉と落花生炒めレモンかけ

《原因と症状》

最近は、「何を食べても味がしない」「味が薄く感じる」などの症状を感じる味覚障害が増えています。人は年とともに味覚が衰えるものですが、近年では20～30代の若い世代や子どもにも広がっており、その原因として食生活の乱れが指摘されています。

味覚障害の原因は亜鉛不足です。ファストフードやコンビニ食品、清涼飲料水などに含まれているフィチン酸やポリリン酸などの食品添加物には、亜鉛の吸収を妨げる作用があります。若い女性の過激なダイエットも、亜鉛不足を招きます。また、加齢により尿中の排出量が増え、亜鉛不足になる傾向もあります。

亜鉛は新しい細胞を作るためのたんぱく質や遺伝子情報物質の合成に必要な物質。亜鉛が不足すると、味覚が衰えるだけでなく、免疫機能が低下し、さまざまな症状が現れます。例えば、細胞分裂が滞って発育が遅れたり、成人では傷の治りが遅れたり、肌が荒れたりします。また、亜鉛は前立腺に多く存在し、精子づくりを活発にする作用があります。男性の場合、亜鉛が不足すると前立腺の障害や精力減退を招きます。

《よく効く食べ方》

亜鉛はもともと吸収率が悪く、また同時に摂る物質と一緒にくっついて体外に排出されやすいという一面もあります。玄米やごま、大豆、無精白のパンなどに含まれるフィチン酸や食物繊維は、亜鉛と結合して吸収を妨げてしまいます。

一方、クエン酸や動物性たんぱく質と一緒に摂ると、亜鉛の吸収を高めてくれます。

おすすめ料理の「鶏肉と落花生の炒め物」は、落花生に含まれる亜鉛の吸収を鶏肉のたんぱく質が高めてくれます。落花生と同様のナッツ類であるカシューナッツやアーモンドにも亜鉛が多く含まれているので、代用してもよいでしょう。

亜鉛は野菜や果物にはほとんど含まれていませんが、野菜や果物のビタミンCが亜鉛の吸収を高めます。また、クエン酸も亜鉛の吸収をたかめる働きがあるので、ビタミンCとクエン酸とを多く含むレモンの絞り汁を、「鶏肉と落花生の炒め物」にたっぷりとかければ、味覚上からも申し分ありません。

9　あがり症

おすすめの食べ合わせ　バナナ　＋　落花生
おすすめの料理　バナナジュース　＋　ピーナツクリームサンド

《原因と症状》

世の中にはあがり症と呼ばれる人が多くいます。人前で緊張してしまい、思うように話ができなくなってしまう、顔が赤くなってしまう、心臓がバクバクして、冷や汗をかいたり……。赤面恐怖症や発汗恐怖症など、あがり症の症状に悩んでいる人は、緊張や不安を感じて当然の場面でも、これを異常なものとか恥ずかしいことと考え、排除しようとしている場合が多いようです。そのために、ますます人前での緊張や不安を強くしてしまうという悪循環に陥ってしまいます。緊張や不安を感じて当然なんだと受け止めるようにしていくのが克服の第一歩となります。

神経の働きは、脳で作られる「セロトニン」というホルモンの作用で左右されています。セロトニンとは、ドーパミンやノルアドレナリンの働きを抑えてリラックス効果を生むホルモンです。

あがり症の人は、このセロトニンが体内で減少していることが知られています。セロトニンを増やすためには、セロトニンの材料であるアミノ酸の一種「トリプトファン」を含む食材、さらにトリプトファンを体内でセロトニンにするために必要なナイアシンを多く含む食材を、食べ合わせるのがおすすめです。

《よく効く食べ方》

トリプトファンは大豆や牛乳、チーズ、小麦、さらにはカツオやアーモンド、バナナに多く含まれています。ナイアシンは、落花生やカツオ、たらこ、シラスなどに多く含まれています。これらの食材を上手に摂って、あがり症に打ち克ちたいものです。

バナナは牛乳と合わせて「バナナジュース」にすることで、トリプトファンを増強。「ピーナツクリームサンド」と一緒に食べることで、落花生に含まれるナイアシンとの相加効果であがり症を予防します。

10 うつ状態

おすすめの食べ合わせ　たけのこ ＋ 玄米
おすすめの料理　若竹煮 ＋ 玄米ご飯

《原因と症状》

近年うつ状態の人が増え、厚生労働省は、がん、脳卒中、心臓病、糖尿病と並び、精神疾患を「五大疾病」と位置づけました。うつ病になりやすいタイプとして、真面目で責任感が強く、人あたりがよくて周囲の評価も高い人や、反対に社交的で明るく活発な面と寂しがりやな面の両方を持つ人が多いといわれています。

このタイプの人は自分の許容量を超えて頑張りすぎたり、ストレスをためこんでしまうのです。うつ病になりにくくするためには、完璧を求めるのではなく、物事に優先順位をつけてやっていくようにするなど、考え方を変えていくことも重要です。

うつ病は、その原因や発症メカニズムについて、まだはっきりしたことはわかっていませんが、これまでの研究から脳の中で感情をコントロールしている神経伝達物質のバランスが崩れてしまうことが原因のひとつだと考えられています。

私たちの脳は、無数の神経細胞で構成されています。これらの神経細胞は「神経伝達物質」を介してさまざまな情報を伝え合い、複雑な働きを担っています。これがストレスを抱え、心身ともに疲れている状態が続くと、この神経伝達ができなくなります。特に意欲や気分を調整する「セロトニン」や「ノルアドレナリン」といった神経伝達物質が十分に機能しなくなると、感情をうまくコントロールできなくなり、うつ状態に陥ってしまうといわれています。

こうしたうつ状態には、アミノ酸のチロシンがいいとされています。チロシンは感情や精神機能、性的衝動を脳内でつかさどる重要な神経伝達物質であるドーパミンやノルアドレナリンの前駆体（その物質を生成する前の段階の物質）です。

《よく効く食べ方》

うつ状態の改善効果が期待できるチロシンは、納豆、チーズ、みそ、たけのこなどに含まれています。チーズやみその表面に白く浮き出ているものや、若いたけのこの切り口に見られる白いアクは、チロシンが一部結晶化したものです。

また、豚肉、うなぎ、玄米、レバー、大豆等に多く含まれるビタミンB_1も、うつ状態を改善するのに欠かせない栄養素。糖質を正しくエネルギーに変え、脳のエネルギー源となるブドウ糖をつくり、疲労を回復し、やる気を引き起こす効果があります。

「若竹煮」と「玄米ご飯」の食べ合わせでは、たけのこのチロシンと玄米のビタミンB_1の相乗効果が期待できます。おいしく食べて、うつ気分を吹き飛ばしたいものです。

11　やる気が出ない

おすすめの食べ合わせ　キャベツ　＋　いちご
おすすめの料理　コールスロー　＋　フルーツサンドイッチ

《原因と症状》

人間はもともと怠けることが好きな生き物です。しかし、やる気は健康のバロメータであるともいえます。

そのやる気は前脳の神経細胞の集団、「側坐核《そくざかく》」という場所でつくられます。刺激を与えなければ側坐核は活動しないので、イヤでも、とにかく何かをやりはじめることが必要です。植木に水をやるだけでもいいのです。そうすることで周辺の視床下部、扁桃体、海馬、帯状回などに信号が送られ、やる気に関わる神経伝達物質が分泌されます。これを「作業興奮」といいます。

特に視床下部からは「サイロトロピン放出ホルモン」が分泌され、これが脳下垂体、甲状腺へ働きかけ、「サイロキシン」を発生させます。このサイロキシンが意欲的な気分をもたらし、アセチルコリン、アドレナリン、ノルアドレナリンなどの興奮性の神経伝達物質が脳内に満ちて、さらに、やる気が起きます。目的の行動が上手く行くと、ドーパミンが神経から分泌され、達成感に似た感情が起きてきて、さらにより以上の達成感を味わいたくて行動を続けます。

やる気を起こす成分としては、アミノ酸のグルタミン酸があります。グルタミン酸は、体内で合成されるアミノ酸で、脳の働きを活発にする働きや、脳の興奮を鎮めるギャバを生成する働きがあります。

《よく効く食べ方》

グルタミン酸は旨味成分としてよく知られていますが、昆布などの海藻類、キャベツ、オクラ、アスパラガス、緑茶、トマトなどの植物性食品に含まれています。こうした食材を摂ることが、やる気を起こさせるのに有効ですが、過剰に摂ると睡眠障害や神経症、幻覚などが生じるとされていますので、摂り過ぎは避けるようにしましょう。

また、ビタミンCもやる気を起こすのに効果的です。やる気とストレスは密接な関係があります。ビタミンCはストレスに対する免疫を高めてくれる効果があります。ストレスが溜まってしまうと何に対しても嫌になってしまい、とてもやる気を出せる精神状態とはいえなくなってしまいます。やる気を出すためには心が健康的でなければいけません。

おすすめの料理の「コールスローサラダ」と「いちごのフルーツサンド」では、キャベツのグルタミン酸といちごのビタミンCとの相加効果でやる気が起きます。千切りキャベツを、ビタミンC豊富なレモン果汁を使ったドレッシングなどであえて食べるのもおすすめです。

12　ストレス

おすすめの食べ合わせ　カリフラワー　＋　アーモンド
おすすめの料理　カリフラワー入りシチュー　＋　スライスアーモンド入りサラダ

《原因と症状》

私たちは常に何らかのストレスを受けながら生活しており、ストレスは生きてゆく上で避けることのできないものです。ストレスとは、外部から刺激を受けて体に起こる反応と、その原因となる刺激（ストレッサー）のことをいいます。

少しのストレスは、何らかのプラスにも働きますが、過大なストレスは細胞を傷つける活性酸素を発生させることに。さらにはがん予防に働くＮＫ（ナチュラルキラー）細胞にダメージを与え、免疫力の低下を招きます。

ストレスから体を守る栄養素はビタミンＣやマグネシウムです。

ビタミンＣはストレスから体を守るホルモンを合成するのに使われています。このホルモンを分泌しているのが「副腎」。副腎は体にストレスが加わると、速やかにホルモン分泌量を増します。これによって一時的に心拍数を増やしたり、血糖値を高めたり、組織から脂肪を動員してエネルギーを増大させたりして、ストレスに対する抵抗力を高めます。

副腎には普段、ビタミンCが蓄えられていますが、ストレスが加わると、抗ストレスホルモンを作るためにビタミンCを使用し、急激にその量を減らします。そしてビタミンCが不足すると、抗ストレスホルモンを十分に作ることができず、ストレスに対する抵抗力が弱まります。ストレスに負けない体を作るには、毎日十分なビタミンCを摂ることが大切です。

ビタミンCは水溶性なので、一度にたくさん摂っても排泄されてしまい、体に蓄えておくことができません。常に補充する必要があるので、3度の食事でこまめに摂るようにしましょう。

マグネシウムは「抗ストレスミネラル」と呼ばれ、ストレスによって最も失われるミネラルです。カルシウムの働きを正常にするので、カルシウムとともにバランスよく摂ることが大切です。カルシウムにはイライラを防ぐ働きがあります。

《よく効く食べ方》

カリフラワーは加熱による損失の少ないビタミンCが豊富なのが特徴。カリフラワーのビタミンCとアーモンドに含まれるマグネシウムとカルシウムとでストレスから守る効果があります。おすすめ料理の「カリフラワー入りシチュー」はクリームシチューにして牛乳や生クリームを加えれば、カルシウムもさらにたくさん摂取することができます。

13　緊張感を和らげたい

おすすめの食べ合わせ　じゃがいも　＋　バジル
おすすめの料理　ポテトサラダ　＋　バジル入りスパゲッティ

《原因と症状》

ストレスの多い現代生活。ここでは食べ物で緊張感を和らげる栄養成分をご紹介したいと思います。

成分としては、GABA（ギャバ）があります。ギャバは動植物など広く自然界に存在する成分で、脳や脊髄などの中枢神経に特に多く存在しており、抑制性の神経伝達物質として働いています。この物質が精神を安定させ、リラックス状態へと導いてくれます。

ギャバはもともと体内で十分な量が作られているのですが、強いストレスにさらされると、それを緩和するために大量に使われて不足します。ギャバが不足すると興奮性の神経伝達物質が過剰に分泌されることになり、リラックスできなくなります。

《よく効く食べ方》

ギャバの1日の必要量は10〜50mgで、トマト、じゃがいも、温州みかん、ぶどう、発芽玄米、なす、カボチャ、キャベツ等に多く含まれます。また、ハーブのバジルの香り成分にも鎮静作用やリラックス効果のあるものが入っており、胃腸の働きを改善する役割もあります。

じゃがいものギャバは、「ポテトサラダ」をはじめ、じゃがバター、スープなどさまざまな料理で摂ることができます。バジルの香り成分とでリラックス効果が得られます。

14　食欲不振

おすすめの食べ合わせ　とうがらし　＋　りんご

おすすめの料理　キムチ　＋　ポークソテーアップルソース添え

《原因と症状》

食欲がない状態には、いくつかの原因が考えられます。

一つはストレス。ストレスで神経バランスが崩れると「お腹がすいた」という状態が伝わりにくくなります。つまり、「お腹がすいている」状態であるにもかかわらず、中枢神経がしっかりと伝達できないのです。さらに胃腸の働きも低下するので、食欲も減退してしまいます。

高齢になり食欲がわかない、という場合もあります。これは体の機能低下によって中枢神経の働きが鈍くなるから。精神的にも不安定になりがちで、疎外感と喪失感に苛まれ、食欲不振につながるのです。また、歯の状態が悪かったりすると、その不快感から食欲がわかなくなるケースもあります。

便秘であることが原因で食欲不振になっていることもあります。これが胃の機能低下をまねき、食欲不振につながります。

ほかにも、何らかの病気の症状として食欲不振があらわれていることも考えられます。病気の疑いのある場合は専門家に相談しましょう。

《よく効く食べ方》

食欲のないときの食べ物としては、とうがらしのカプサイシンや、しょうがのジンゲロール、山椒のサンショオールといった香辛料の成分、レモンなどのかんきつ類、お酢に含まれるリンゴ酸やクエン酸といった有機酸などが胃腸の働きを活発にし、胃液の分泌を促進させることで食欲が出ます。米酢には十種類もの有機酸が含まれています。また、お米に含まれるアミノ酸のコクのある旨味が食欲中枢を刺激して食欲を増進し、消化液の分泌をさかんにして食欲を増す効果があります。また、ソーダなどの炭酸飲料も胃壁を刺激することで、食欲増進につながります。

おすすめの料理として、「キムチ」に含まれるとうがらしのカプサイシン、「ポークソテーアップルソース添え」のりんごのクエン酸が、食欲増進効果をもたらします。

15　風邪

食べ合わせ　チンゲンサイ　＋　トマト

料理名　チンゲンサイの温サラダ　＋　トマトカレー

《原因と症状》

「風邪」というと一種の病気と思われがちですが、風邪はひとつの病気を指す正式な病名ではなく、異なった病原体が鼻やのどなどに取りついて起こるさまざまな症状を、ひとくくりにして「風邪」と呼んでいます。

急に体が冷えるとくしゃみが出たり、寒さの刺激で鼻やのどの粘膜が反応を起こして赤くはれたりしますが、これらの症状はすぐに治まります。しかし、粘膜が炎症を起こすと病原体が取りつきやすくなり、それが引き金となって本当に風邪をひくことがあるので注意しましょう。

風邪の予防には、普段から、粘膜を守る働きのあるβ-カロテンが多い緑黄色野菜がおすすめです。しそ、にんじん、パセリ、ほうれんそう、カボチャなどを食べるようにするとよいでしょう。

《よく効く食べ方》

風邪にかかったと思ったら、ひき始めは、体を温める食材の食べ合わせや、スープなど汁気のある物で、まず体を芯から温めることが大切です。体が温かくなると血液循環がよくなり、粘膜の修復が早まって免疫力もアップします。体を温める食材には、血行をよくするねぎやしょうが、とうがらしなどがあります。また、カボチャ、にんじん、ごぼうなどの根菜類にも体を温める効果があると考えられています。

昔から「風邪をひいたらまず卵酒」といわれていますが、これには一理あります。卵白に含まれるリゾチームが細菌を殺して粘液の排出を促し、痰や鼻汁を体外に出す働きをするのと、温かい日本酒が体を温めながら熟睡へと導いてくれることで、風邪が治りやすくなるのです。

風邪をひきこんでしまったら、食欲が落ちる上に余分なエネルギーを消耗しがち。消化がよく、早くエネルギーに変わる糖質を摂ってエネルギーを確保することが大切です。体力をつけるために、たんぱく質も摂りましょう。特に、熱があるときには十分に摂るようにしてください。また、ビタミンCは、病原菌から体を守る白血球の働きを助け、風邪のウィルスを体外に排除するので、積極的に摂ることをおすすめします。

カロテン、ビタミンC、Eなどが豊富で、強い抗酸化作用のあるチンゲンサイを油で炒めることで、栄養の吸収率をアップ。トマトにはβ-カロテンとビタミンCが多く含まれますので、チンゲンサイとの相乗効果で風邪の予防や治療効果が得られます。

16　胃腸の調子が悪い

おすすめの食べ合わせ　パパイヤ　＋　牛肉
おすすめの料理　牛ステーキのパパイヤソース添え

《原因と症状》

胃と腸は切っても切れない関係にあります。胃の調子が悪ければ小腸での吸収の効率が悪くなります。以下に、胃腸を整える方法を申し上げましょう。

・水を十分飲むように

人の体の60～70％は水ですから、水は生きていく上で欠かせません。水を飲むと体全体の新陳代謝が活発になります。お茶やコーヒーなどの飲み物を食事の前に飲むと、胃液が薄まってしまうので、食事の後に飲むようにしましょう。食事の後に飲めば胃液の分泌を促すので消化に効果的です。

・食べ過ぎないように

現在の食事はカロリーが高いので、できれば「腹七分目」位がおすすめです。

・よく噛むように

食べ物が胃に行く前に口の中でよく噛まれていれば、胃の負担が少なくてすみ、消化もスムースに行なわれます。よく噛むことで虫歯予防になる上、パロチンという若返りホルモンが分泌され、美容効果も期待大。さらに大脳の視床下部の満腹中枢が刺激されて、食べ過ぎも防ぐことができます。

《よく効く食べ方》

また食事の際に、胃腸の調子を整えてくれる栄養成分を含んだ食材を一緒に摂るのも効果的です。柿や緑茶、ワインなどに含まれるタンニンは胃腸の働きを活発にしてくれます。パパイヤ（パパイン）やパイナップル（ブロメリン）、いちじく（フェチン）、だいこん（プロテアーゼ）の酵素には、たんぱく質を分解する働きがあるので、肉や魚を食べたときはデザートや付け合わせにこれらの食材を食べると胃腸の負担が軽くなります。

食べ合わせメニューの「牛ステーキのパパイヤソース添え」では、パパイヤの酵素パパインが牛肉のたんぱく質の消化を助けてくれます。

17　精力減退

おすすめの食べ合わせ　にんにく　＋　牡蠣
おすすめの料理　にんにくチャーハン　＋　酢牡蠣

《原因と症状》

精力をつける食べ物ですぐにイメージするのはスッポンやうなぎ、レバーなどですが、野菜を食べることも重要です。

精力をつける栄養素としては、亜鉛、セレン、マンガン、鉄、ビタミンEなどです。亜鉛は「セックスミネラル」と呼ばれ、生殖機能を向上させ、精子の運動を活発にする働きがあり、不足すると精子の数が減少します。セレンとマンガンには精子の運動を活発にする働きが、鉄には精子の形成と製造を促す働きがあります。また、ビタミンEには男性ホルモンの分泌を活発にする働きがあります。

牡蠣やうなぎ、レバーには亜鉛が豊富に含まれていますが、亜鉛はもともと吸収率がそれほど高くなく、また同時に摂る物質と一緒にくっついて体外に排出されやすいという側面があります。動物性たんぱく質やクエン酸と一緒に摂ると、亜鉛の吸収は促進されます。

《よく効く食べ方》

にんにく、たまねぎ、ねぎなどに含まれる硫化アリルは、血行をよくする効果がありま す。また、アスパラガスには亜鉛、アスパラギン酸などが含まれ、疲労回復効果が、やまいもには滋養強壮作用があり、ホルモンバランスを整える効果があります。

食べ合わせメニューの「酢牡蠣」は、牡蠣に含まれる亜鉛を、酢のパワーで吸収率アップ。また、牡蠣には鉄分や速効性のあるエネルギー源、グリコーゲンも含まれています。亜鉛やセレン、アルギン酸といった精力をつける成分が含まれる、「にんにくチャーハン」との相乗効果で、精力をつけます。

18　熟睡できない

おすすめの食べ合わせ　高野豆腐　＋　モロヘイヤ

おすすめの料理　高野豆腐の煮物　＋　モロヘイヤのスープ

《原因と症状》

睡眠にはメラトニンとセロトニンというホルモンが関係していて、これらは「睡眠ホルモン」といわれています。メラトニンは生体リズムや体内時計の調節に重要な役割を果たしています。睡眠だけでなく「疲労回復」「抗酸化作用」「免疫作用」もあり、不足すると不眠症になることがあります。また、セロトニンはストレスを受けると減少することがわかっています。

熟睡するには、メラトニンが多く分泌される22時から2時までの間にベッドに入ることです。就寝前は照明を落として、メラトニンの分泌を促します。またゆっくりと体の筋肉をほぐすストレッチを行なったり、深呼吸をしてリラックスすることも有効です。

《よく効く食べ方》

食事では、セロトニンの材料となるトリプトファンを多く含む食材をとることがおすすめ。トリプトファンは必須アミノ酸で、カツオ節、ゆば、くるみ、きはだマグロ、たらこ、レバー、また牛乳やチーズなどの乳製品、さらに納豆などの豆類や白米などの穀類など、食卓でおなじみの食品に含まれています。

そして、やまいもやモロヘイヤに含まれるネバネバ成分のムチンには、たんぱく質の消化、吸収を促進する効果があります。

おすすめ料理の「高野豆腐の煮物」と「モロヘイヤのスープ」では、高野豆腐に含まれるトリプトファンの吸収を、モロヘイヤのムチンが高めます。高野豆腐は、豆腐を凍結乾燥させた保存食で、僧侶たちに古くから食べられている栄養豊富な和食の食材です。これを水で戻して、煮物にして食べます。

19　便秘

おすすめの食べ合わせ　ごぼう　＋　キムチ

おすすめの料理　ごぼうサラダ　＋　キムチチャーハン

《原因と症状》

女性の5人に1人が悩まされているという便秘。便秘が女性に多い理由は、女性ホルモンの一つである「黄体ホルモン」が、体に水分や塩分をためこむように指示を出しているのが原因にあると考えられます。大腸の腸壁から水分が吸収されてしまうことに加え、女性は外でトイレを我慢することが多いこと、また、女性は腹筋が弱く、便を送り出す力が弱いことなどがあげられます。

腸の動きは、自律神経に支配されています。便を体外に送り出すためのぜん動運動は、胃に食物が入ると指令（胃・結腸反射）が出て始まります。そして、便が直腸に達すると大脳に指令が送られ、便意をもよおします（排便反射）。しかし、強いストレスがあると、自律神経がうまく働かないため正常な腸のぜん動運動が起こらず、便が滞って便秘につながることがあります。

便秘の予防のためには規則正しい食生活が基本となります。さらに、ストレスの発散や適度な運動も大切です。

《よく効く食べ方》

食事では食物繊維、水分、発酵食品を摂るように心がけましょう。食物繊維は腸のぜん動運動を高めます。食物繊維は豆、穀類、野菜、きのこ、海藻などに多く含まれています。

朝1杯の冷たい水か牛乳を飲むと効果的です。また、ヨーグルトのビフィズス菌や納豆などの発酵食品やオリゴ糖などは、腸内環境を整えて便秘を改善してくれます。

おすすめ料理の「ごぼうサラダ」と「キムチチャーハン」は、ごぼうのオリゴ糖、食物繊維、キムチの乳酸菌が腸の働きを活発にし、便秘を予防します。

20　食べ過ぎる

おすすめの食べ合わせ　大豆　＋　まぐろ
おすすめの料理　呉汁《ごじる》　＋　まぐろの刺身

《原因と症状》

心配事やトラブルなどが原因で、いくら食べても食べた気がしない、お腹がいっぱいにならないと、お悩みの方に申し上げましょう。お腹がいっぱいと感じるのは、満腹中枢によります。満腹中枢は脳の視床下部にある器官で、ものを食べて満腹と感じるためにあります。食べ物を摂ると、血液中にブドウ糖が増えて、血糖値が上昇します。満腹中枢は、血糖値の上昇を感知することで、体にとって必要な量かそうでないかを判断します。「これ以上は不要」と判断すると、満腹中枢の命令で食欲がストップし、食べ物の摂取量が適量にコントロールされます。

満腹中枢が血糖値の上昇を感知するには、約20分かかるといわれています。早食いは、血糖値上昇の情報が満腹中枢に届く前に、つい過剰な量を食べてしまいがちなので、結果として太ることにつながります。

満腹中枢をきちんと働かせて、食べ過ぎを防ぐためには、咀嚼回数を多くするなどできるだけ時間をかけて食事をすることが大切です。

食欲を抑制するのは、満腹中枢を優位にし、痩せるホルモンと呼ばれる食欲調整ホルモン（レプチン）、満腹感アップホルモン（ヒスタミン）、食べすぎ防止ホルモン（セロトニン）です。食べ過ぎを防止するには、これらの原料となる亜鉛、トリプトファン、ヒスチジンといった栄養素を摂ることがポイントです。

レプチンは脂肪細胞から分泌されて満腹中枢を刺激します。レプチンが増えると食欲を抑制するヒスタミンという物質も増えます。早食いがよくないのは、レプチンが分泌される前に食べてしまうからです。

亜鉛にはレプチンの分泌を促進させる効果があります。亜鉛は牡蠣、たいら貝、うなぎ、たらばがに、ししゃも、たらこ、あさり、レバー、牛肉、大豆、抹茶、ココア、チーズ、スキムミルク、卵黄、アーモンドに多く含まれています。

また、トリプトファンは、かつお節、高野豆腐、ゆば、大豆、くるみ、きはだまぐろ、ごま、鶏レバー、かつお、たらこなどに多く含まれます。ヒスチジンは、まぐろ、さば、いわし、あじ、さんま、鶏肉、ハム、チェダーチーズ、スキムミルクなどに多く含まれます。

《よく効く食べ方》

おすすめ料理の「呉汁」と「まぐろの刺身」は、大豆に含まれる亜鉛、トリプトファンと、まぐろのヒスチジンとで、満腹中枢が刺激されます。昆布に含まれるミネラルや食物繊維にも高い健康効果があります。呉汁《ごじる》は大豆をすりつぶしてみそ汁に入れたものです。

21　疲労

おすすめの食べ合わせ　にんにく　＋　レバー

おすすめの料理　レバーのにんにくステーキ

《原因と症状》

忙しすぎる生活の中で、ついつい疲労を蓄積してしまいがちですが、疲労を軽く考えていると大変なことになってしまいます。疲労の蓄積の原因には次のようなことが考えられます。

・エネルギー不足

活動に対してのエネルギーの不足や疲労物質の蓄積などがあります。ごはんやパン、めん類など主食に含まれる糖質は脳や体のエネルギー源です。これらをエネルギーに変えるためにはビタミンB群が欠かせません。また、野菜や果物に含まれるビタミンCは体をストレスから守るために大活躍します。3度の食事はこれらの栄養素を摂り入れて、バランスよく食べることが大切です。

・睡眠不足

睡眠中には心や身体の休養および再生に関係するホルモンが分泌され、疲労の回復や免疫力のアップ、成長、ストレス解消などに働きます。特に睡眠前半にはストレスホルモンの分泌が低下し、身体の成長と修復を促進する成長ホルモンが多く分泌されやすく、疲労回復やストレス解消の効果がみられます。寝つきが悪いと疲労を回復することができません。

・ストレス

精神的、肉体的、どちらのストレスの場合もストレスホルモンが分泌されます。これにより、食欲の低下や精神的な不快感、心拍数が増加して落ち着かない状態に陥るなどの症状が出ます。

日頃からトレーニングを積んでいる人は身体の各組織の発達によってストレスホルモンが分泌されにくくなるため、緊張やストレスに強くなると考えられています。適度な運動で疲れに強い身体になりましょう。

《よく効く食べ方》

疲労を取り除く栄養素は、ビタミンB_1、パントテン酸、葉酸、ビタミンB_{12}といったビタミンB群。これらを含む食材を摂るようにしましょう。

ビタミンB_1は豚肉やレバーに多く、パントテン酸はカボチャやグリンピースに、葉酸はそらまめやだいこんの葉に、ビタミンB_{12}は、野菜果物にはほとんど含まれていなくて動物性食品の煮干やレバーに多く含まれます。

おすすめ料理の「レバーのにんにくステーキ」では、にんにくのアリシンがレバーのビタミンB_1の吸収を高め、疲労回復効果が得られます。

22　スタミナ不足

おすすめの食べ合わせ　ラム肉　＋　オリーブ油
おすすめの料理　　ラム肉のオリーブオイル焼クレソン添え

《原因と症状》

仕事をするにも、運動をするにもスタミナが必要です。スタミナは持久力と言いかえることもできます。全身持久力の高い人と低い人を比べた場合、全身持久力の低い人は高い人よりも3～4倍死亡率が高かったという研究結果があります。

この理由のひとつとしては、全身持久力が身体活動量との間に強い相関関係があるためと考えられます。身体活動量を普段から高めておけば肥満を予防でき、インスリンの感受性を高めたり（インスリン受容体が働くようにして、細胞へのブドウ糖の吸収がうまくいくようにする）、動脈硬化を予防したりするなど、生活習慣病の予防に効果的であると考えられます。

また、全身持久力の高い人は、身体に有害となる物質の生産量が少なくなります。全身持久力を高めるということは、活性酸素からわが身を守ることにもつながるといえます。

全身持久力を高めるためには、有酸素運動が効果的です。有酸素運動とは、リズミカルで長時間続けられる運動をいいます。なかでも速歩は、誰もが手軽に参加できて低コストで安全ですのでおすすめです。

《よく効く食べ方》

有酸素運動は、無酸素運動と違ってたくさんの活性酸素が発生するので活性酸素を除去するために、抗酸化食品をたっぷりと摂る必要があります。栄養素としては、コエンザイムQ10（CoQ10）を摂ることがおすすめです。イワシや鯖などの青魚や豚肉・牛肉、キャベツやブロッコリーにも含まれています。コエンザイムQ10は学名「ユビキノン」と呼ばれるビタミン様物質です。

おすすめの料理はコエンザイムQ10を多く含むラム肉です。にんにく、ハーブ、オリーブ油で調理すると美味しく頂けます。

にんにくは、ラム肉のビタミンB_1の吸収を高めスタミナ増強効果があり、ハーブは、健康に必要な栄養素の含有量第一位のクレソンを使い、加熱に最も強いオリーブ油を使うことをおすすめします。

23　もの忘れ

おすすめの食べ合わせ　ごま　＋　お米
おすすめの料理　　　　ほうれんそうのごま和え　＋　ごはん

《原因と症状》

人の名前を思い出せなかったり、ものを取りに立ったものの何をしようとしたのか忘れてしまったりするもの忘れは、加齢によるものだけではなく、日常的に起こります。日常のもの忘れが続くときは、心と体の疲れが溜まっている可能性があります。意識的にリラックスする時間を持ち、安眠を心掛けてその日の疲れはその日に取り除くようにして、日々の疲れを溜めこまないようにしましょう。

認知症や脳腫瘍などの脳の病気以外では、甲状腺機能低下症、ビタミン欠乏症などがもの忘れの原因になります。

ビタミンは、バランスのとれた食生活をしていればあまり不足することはありませんが、ファストフードや加工食品の摂りすぎなどの偏った食生活や、清涼飲料やアルコールの飲みすぎなどによってビタミンB群が不足することがあります。ビタミンB群が不足すると、イライラ感が起こり、さらに進行すると記憶力の低下や錯乱などの神経障害があらわれ、認知症と間違えられることもあります。

《よく効く食べ方》

朝食を食べることも大切です。朝食を食べると脳や体の活動が活発になり、1日の記憶力や集中力が上がります。脳のエネルギー源は糖質のブドウ糖です。また、必須アミノ酸であるグルタミン酸は、神経伝達物質として働き、脳の働きを活発にします。グルタミン酸を多く含む食材は、ごま、そらまめ、落花生など。低カロリーの食事も、記憶力を高めてくれる効果があり、もの忘れにはおすすめです。

「ほうれんそうのごま和え」には、ごまのグルタミン酸に脳を活発にする効果があります。ご飯のブドウ糖との相乗効果で、もの忘れを防ぐのに効果的です。

ほうれんそうは、β-カロテン、ビタミンC、カルシウム、マグネシウム、鉄分と栄養が豊富で「野菜の王様」といわれています。最近はシュウ酸も少なくなっているので、安心して食べられます。

24　骨密度を高めたい

おすすめの食べ合わせ　まぐろ　＋　しゅんぎく

おすすめの料理　まぐろのづけ　＋　しゅんぎくのおひたし

《原因と症状》

健康のバロメータとして骨密度という言葉がよく聞かれるようになりました。

骨は日々生まれ変わっています。骨細胞が新陳代謝を繰り返し、約半年で新しい骨細胞が作られるといいます。骨密度を上げるには、骨の形成に関わっているカルシウムを積極的に摂り入れることが大切です。

体のなかのカルシウムは、骨や歯などで骨格の維持に使われていますが、筋肉や血液中にもあり、筋肉の収縮や、さまざまな酵素が正常に機能するために働いています。そのために血中のカルシウム濃度は、一定に保たれています。カルシウムが不足すると、骨から血液中へカルシウムが溶け出し、骨がもろくなります。

《よく効く食べ方》

骨を丈夫にするには、原料となるカルシウムを毎日の食事に摂り入れることがポイントとなります。体内へのカルシウム吸収率がいい牛乳などの乳製品を、料理に積極的に使いましょう。また、カルシウムは干ししいたけやきくらげなどビタミンDを含む食品と一緒に摂ると吸収率がアップします。こまつなやモロヘイヤなど、色の濃い葉野菜に多く含まれるビタミンKにも、カルシウムを骨に取り込み、骨を強くする効果があります。

骨の強さを保つためには強い筋力も必要です。たんぱく質も忘れずに摂取し、日常生活に適度な運動を取り入れて筋肉をバランスよく鍛えるとより効果的です。

適度な運動をすることによって、骨が刺激を受けて骨の細胞が働き、骨の形成を促す指示を伝えます。すると、カルシウムが取り込まれて新しい骨の細胞が形成されます。運動する時間がなくても、意識して日頃からこまめに動くようにして、骨へ刺激を与えると丈夫な骨作りに効果的です。

アルコールやタバコはカルシウムの吸収を妨げるので控えめにしましょう。

しゅんぎくには牛乳に負けないカルシウムが含まれています。「しゅんぎくのおひたし」で、しゅんぎくに含まれる豊富なカルシウムを摂取。さらに、まぐろに含まれるビタミンDがしゅんぎくのカルシウムの吸収を高め、骨を強くする効果が期待できます。

25　効果的なダイエット

おすすめの食べ合わせ　高野豆腐（大豆）＋オクラ
おすすめの料理　高野豆腐入りちらし寿司＋オクラの天ぷら

《原因と症状》

ダイエットをするときに一番重要なのは、いかにして脂肪を燃焼させるかということ。どんなメカニズムで脂肪が燃焼するのかを知っておくことが大切です。

脂肪燃焼のメカニズムは、なによりも筋肉の運動メカニズムと密接な関係があり、筋肉の運動なくしては脂肪を燃焼させることはできません。筋肉を使う運動をすると、脂肪細胞が酸素を取り入れて水と炭酸ガスに分解されて、脂肪が燃焼します。

脂肪を燃焼させる運動法は、酸素を使った有酸素運動です。運動を始めて15分程経ってから脂肪が燃焼するので、15分以上続ける必要があります。有酸素運動には、水泳、エアロビクス、ジョギング、ウオーキング、ハイキングなどがあります。

もちろん食生活も重要です。まずは朝食を抜かないこと。朝食をとらないと、脳が、栄養分が入っていないことを感知し、体が飢餓状態にあると判断します。そのような状態で昼食をとると、飢餓状態に対応するため、体内に脂肪をため込む機能がスタートするそうです。

ダイエットのための食事は糖質、食物繊維、たんぱく質、脂肪、ビタミンB群、E、鉄分などをバランスよく摂取することが大切です。

《よく効く食べ方》

筋肉を作るのに必要なたんぱく質BCAA(バリン・ロイシン・イソロシン)は、脂肪燃焼に重要な役割を果たす栄養素です。人間の熱エネルギーは主に筋肉で発生し基礎代謝を上げることができ、より効率的にダイエットすることができるのです。BCAAは、牛肉・牛乳・卵・マグロなど赤身の魚などに多く含まれます。

ダイエットにおすすめのBCAAを含む食品に高野豆腐があります。高野豆腐とオクラの食べ合わせでは、オクラのムチンが高野豆腐の優れたたんぱく質の吸収を高めます。ムチンが含まれる野菜は、オクラのほかに、やまいもやモロヘイヤなどがあります。

26　乾燥肌

おすすめの食べ合わせ　トマト（缶詰）＋くるみ
おすすめの料理　ビーフシチュー＋いんげんのくるみ和え

《原因と症状》

乾燥肌は、皮脂の分泌や角質層の水分、天然保湿因子の量などが少なくなり、皮膚表面が乾燥した状態。皮膚が乾燥すると外部からの刺激を受けやすくなるため、ちょっとした刺激にも敏感になり、かゆみが生じたり、ひどくなると安眠の妨げになったりします。

皮膚のうるおいは皮脂、天然保湿因子、細胞間脂質という3つの物質によって一定に保たれています。しかし、これらの物質は、特に湿度の低下や加齢などが原因で減少し、乾燥状態を引き起こします。

乾燥肌対策としては、毛細血管の血行をよくすること。新陳代謝を活発にし、血行促進作用のある栄養素をとり入れましょう。

《よく効く食べ方》

特に乾燥肌によいといわれる栄養素としては、にらなどのビタミンA（β-カロテン）、アスパラガスなどのB群、カリフラワーなどのC、オクラなどのEがおすすめです。

ビタミンA（β-カロテン）は、新陳代謝を活発にし、皮膚や粘膜のうるおいを維持します。ビタミンB群は皮膚の炎症を抑えます。ビタミンCは乾燥肌を防ぐために必要なコラーゲンの生成を促します。ビタミンEは血行を促進し、しわやたるみなどの老化を引き起こす過酸化脂質を分解します。ビタミンCとEは、抗酸化作用もあります。

セラミドは、もともと体にある脂質で、皮膚表面に水分と油分でバリアを作ってうるおいを保ち、外からの刺激から守ります。セラミドを体内で生成するために必要なのがファイトケミカル（植物に含まれる天然の化学物質）だそうで、ポリフェノール、イソフラボン、リコピン、カロテン、ルティン、カプサイシン、アントシアニン、クルクミンなどがあります。

α-リノレン酸は細胞膜を作る原料になり、亜鉛は細胞分裂に必要な酵素が働くのを助けます。

「ビーフシチュー」にトマト（缶詰）を入れることで、ファイトケミカルのリコピンを摂取。「いんげんのくるみ和え」では、くるみの脂肪がリコピンの吸収を高めてくれます。

リコピンは加熱した方が吸収されやすいので、完熟トマトを加熱調理した缶詰の使用をおすすめします。

27　疲れ目

おすすめの食べ合わせ　落花生　＋　たまねぎ
おすすめの料理　食パンのピーナツバター添え　＋　オニオンスープ

《原因と症状》

目の疲れは、目をとりまく筋肉の疲れともいえます。睡眠不足や不規則な生活が続いたり、精神的ストレスで体が疲れていたりするときに、目の疲れがあらわれることがあります。目の疲れは体のSOSと受け止め、ゆっくり休息をとることが大切です。

目の表面はいつも涙で覆われることで乾燥を防ぎ、同時に細菌の侵入などからも守られています。パソコン操作などでじっと画面を見続けると、まばたきの回数が減り、目の表面が乾いて疲れを起こします。疲れを感じたら、目を閉じる、遠くを見るなどして休憩すると、疲れが取れます。意識的にまばたきをするのも効果的です。また、目は加齢とともに調整力が衰えて、近くの物が見えにくくなります。これが老眼ですが、老眼なのにメガネをかけなかったり、乱視の人が度の合わないメガネをかけていたりすると、目に負担をかけるため、疲れ目の原因になります。

目には多くの栄養素がかかわっています。目が疲れやすい人は、まず、ビタミンB_1不足を疑ってみてください。

《よく効く食べ方》

ビタミンB_1は、目の神経が正常に働くためにも重要な役割を果たしています。しかし、ビタミンB_1はご飯などの糖質がエネルギーになるのに欠かせない栄養素で、飲酒などでも消耗されるため、不足しがち。ビタミンB_1が多く含まれる豚肉やうなぎ、玄米、豆腐などを食べるようにしましょう。

また、目に充血が起こっていたら、ビタミンB_2不足の信号かもしれません。ビタミンB_2はレバーや魚卵、しその葉、とうがらし、大豆製品などに含まれています。

目の網膜にある細胞には光を感じる物質があり、そこで活躍しているのがビタミンAです。ビタミンAが不足すると、暗いところで目がよく見えなくなり、暗順応が悪くなります。電気のついていない部屋に入ったとき、よくある現象です。ビタミンA（β-カロテン）が含まれている食品はモロヘイヤ、にんじん、西洋カボチャ、みずな、パセリ、バジルなどの緑黄色野菜です。

正常な目の水晶体（レンズ）には多くのビタミンCが含まれています。野菜や果物をあまり食べない人は、水晶体のビタミンC含有量が少なくなります。目の疲れを取るためには、ビタミンCも必要です。

おすすめの料理では、たまねぎの硫化アリルが落花生のビタミンB_1の吸収を助け、目の疲れを取り除いてくれます。

28　しわ

おすすめの食材　しその葉　＋　うなぎ

おすすめの料理　うなぎの大葉包み蒸し

《原因と症状》

しわのないハリのある肌といえば、「コラーゲン」がキーワード。コラーゲンは皮膚の真皮《しんぴ》と基底膜《きていまく》という部分に存在します。肌はコラーゲンに支えられているおかげでハリが保たれているのです。ではコラーゲンはどのように保たれているのか、そのメカニズムを簡単に解説します。

体のなかのコラーゲンは、食事から摂ったたんぱく質が消化酵素によりアミノ酸に分解、吸収され、生成されるもの。つくられたコラーゲンは、一定期間を経て古くなるとアミノ酸に分解され、代わりに新しいコラーゲンがつくられます。このように、肌のコラーゲン量は「生成」と「分解」を繰り返し、一定のバランスで保たれているのです。

このバランスが崩れると、コラーゲンが減ってしまい、しわの原因となるのです。

バランスが崩れる最大の原因は、紫外線です。皮膚は紫外線を受けるとコラーゲンの生成と分解のバランスが崩れ、コラーゲンが減ってしまいます。皮膚は紫外線によって炎症反応を引き起こして分解酵素がたくさん作られます。この分解酵素が、コラーゲンをズタズタに切断してしまうのです。また、紫外線を受けると、コラーゲンを生成する線維芽細《せんいが》胞がダメージを受けるため、コラーゲンを作る力が弱まってしまうという二重のダメージを受けます。

《よく効く食べ方》

コラーゲンの生成には、その原料となるたんぱく質食品を食べることが重要です。豚足・鶏皮・手羽先・牛筋はもちろん、魚介類や牛肉・豚肉・鶏肉でもよいのです。そしてビタミンCはコラーゲンを体内で合成するときに必要な栄養素です。合わせてとるように心がけましょう。

「うなぎの大葉包み蒸し」は、しその葉のビタミンCとうなぎのたんぱく質が、コラーゲンの生成に有効に働きます。

29 抜け毛

おすすめの食べ合わせ　ゆば（大豆）＋　きくらげ

おすすめの料理　ゆばの煮物　＋　きくらげ入り炒め物

《原因と症状》

抜け毛というと、男性の専売特許のように思われがちですが、実は女性の多くも抜け毛で悩んでいるのです。

特にホルモンバランスが変化し、男性ホルモンが優位になる閉経後に、抜け毛を引き起こしやすくなります。それ以外にも、人間関係のストレスや過度なダイエットで、ホルモンバランスが崩れることもしばしばです。

髪の毛は皮膚が変化したもの。外側から毛表皮、毛皮質、毛髄質という三層からなる細胞によって構成されていますが、髪の毛には栄養を補給する血管がありません。それ自体成長することなく、皮膚の深い部分の毛母細胞で細胞が作られ、外に送り出されます。

抜け毛を予防する主な栄養素は、たんぱく質、ビタミンB_2、B_6です。

髪はケラチンというたんぱく質、18種類のアミノ酸からできています。たんぱく質には様々なホルモン分泌を促す作用があり、抜け毛にも効果的です。

ビタミンB_2、B_6は細胞の代謝活動を促進する働きがあるため、十分な量が頭皮に供給されていれば、毛母細胞の分裂活動も活発に行われるようになります。

《よく効く食べ方》

ビタミンB_2を含む食材には、レバー・うなぎ、海藻類、アーモンド、抹茶、きくらげなど。ビタミンB_6を含む食材には、にんにく、トマト、赤ピーマン、モロヘイヤなどがあります。

おすすめ料理では「ゆばの煮物」で、ゆばの優れたアミノ酸（たんぱく質）とビタミンB_6を摂取。「きくらげ入り炒め物」とあわせて食べれば、きくらげに含まれるビタミンB_2との相乗効果で、抜け毛予防に効果的です。

30　肌のくすみ

おすすめの食べ合わせ　切り干しだいこん　＋　のり
おすすめの料理　切り干しだいこんと油揚げの煮物　＋　のり巻き

《原因と症状》
お肌がくすんで透明感がない、お化粧をしてもくすんで見える、と気にされる方は多いのではないでしょうか。
お肌がくすむ原因にはいろいろありますが、実は「糖化」もそのひとつだといわれています。糖化はお肌だけでなく、全身にダメージを与えています。

皮膚の真皮《しんぴ》と基底膜《きていまく》にあるコラーゲンや角質にあるケラチンという物質は透明ですが、糖化すると黄色や茶褐色に変化してしまいます。この色の変化が肌の内側で起こり、くすみとなります。

糖化は体内で、糖質がたんぱく質を劣化させることで起こり、どんな人の体の中でも起こり続ける現象です。

私達の体の大部分は、たんぱく質からできていますが、食事などで糖質が体の中に入ると、体のあちこちにあるたんぱく質と糖質が結びついてしまい、たんぱく質が劣化します。劣化したたんぱく質をＡＧＥｓ（エージーイー）といい、これが身体のあちこちに溜まり、トラブルを引き起こします。驚いたことに、ただ普通に食事をしただけで、糖化という現象は起きてしまうのです。

糖質は甘い物だけでなく、ご飯やパンやパスタなど主食にも含まれています。糖質はエネルギー源として大切ですが、エネルギーとして使う量を超えて、摂り過ぎてしまうことが問題。食べ過ぎないようにしましょう。

《よく効く食べ方》

食べ物では、糖質の吸収を抑える食物繊維を摂ることが効果的です。食事は最初に野菜を食べるなど、食べ方を工夫することも効果的です。また、たんぱく質の代謝を促進するきくらげなどビタミンB_2を含む食材を摂ることもおすすめです。ＡＧＥｓが体内に溜まりにくい生活をすることで糖化が抑えられ、老化を防ぎ、お肌のくすみの予防になります。

おすすめ料理の「切り干しだいこんと油揚げの煮物」は、切り干しだいこんの食物繊維が、「のり巻き」のご飯による糖質の吸収を妨げます。また、のりのビタミンB_2が、油揚げに含まれるたんぱく質の代謝を促進します。

31　ものもらい

おすすめの食べ合わせ　チンゲンサイ　＋　こまつな
おすすめの料理　チンゲンサイとこまつなの野菜鍋

《原因と症状》
うっとうしいものもらいですが、まぶたの炎症には麦粒腫《ばくりゅうしゅ》と霰粒腫《さんりゅうしゅ》とあります。麦粒腫は、まぶたの縁にある脂の腺に細菌が感染して起こります。まぶたの一部が化膿して赤く腫れ、はじめは痛がゆい感じを生じます。次第に腫れや痛みが強くなり、充血やゴロゴロするといった症状が出てくることもあります。化膿が進むと腫れた部分が自然に破れてうみが出ることもあります。うみが出てしまうとかえって自然に回復に向かいやすくなります。

霰粒腫は、まぶたの縁にあるマイボーム腺という脂の腺がつまって油分が溜まってできるしこりです。通常痛みは少なく、細菌感染はともないません。

予防法は、疲労や睡眠不足に注意し、十分な休息を取るよう心がけてください。

《よく効く食べ方》

ビタミンAやビタミンB_2を含む食品を摂ることがおすすめです。チンゲンサイは、中国から伝わったアブラナ科の野菜ですが、すっかりおなじみになっています。体の中でビタミンAとして働くβ-カロテンを豊富に含みます。こまつなは、野菜の王様のほうれんそうに勝るとも劣らない栄養豊富な野菜ですが、ビタミンB_2も多く含みますので、それぞれの効果がプラスされて、ものもらいの予防に効果があります。お鍋にしてゴマだれで食べれば、ビタミンA効果も増します。

32　口内炎

おすすめの食べ合わせ　だいこんの葉　＋　ゴーヤ
おすすめの料理　　　　だいこんの葉とゴーヤの炒め物

《原因と症状》

「口内炎」とは、ほおの内側や歯ぐきなどの口の中や、その周辺の粘膜に起こる炎症の総称です。患部は潰瘍になったり水疱になったりします。口の中は、食事をしたり、呼吸をしたり、しゃべったりするために常に外部と接しており、細菌・ウイルス・ほこりなどが付着・侵入する可能性の高い部分です。鼻や、内臓に通じるのどともつながっているので、部位によりさまざまな粘膜で覆われて防御されていますが、侵入した細菌などによって炎症を起こすことがあります。

その中で、特定の場所にできる場合は、歯ぐきにできれば「歯肉炎」、舌にできれば「舌炎」、唇にできれば「口唇炎」、口角にできれば「口角炎」と呼ばれます。

いくつか種類がありますが、もっとも多いのが、はっきりとした原因がわかっていない

「アフタ性口内炎」です。体調が悪いときにできやすいことが知られています。ストレスや疲れによる免疫力の低下、睡眠不足、栄養不足（ビタミンB_2の欠乏）などが考えられています。

《よく効く食べ方》

口内炎はビタミンB_2が不足するとなりやすくなります。ビタミンCは病原菌やウイルスに対する抵抗力をつける働きがあります。

だいこんは、できるだけ葉の付いたものを求めるようにしましょう。だいこんの葉にはカルシウムやマグネシウム、β-カロテンなど多くの栄養素が含まれているので、捨てるのはもったいなさすぎます。口内炎予防によいビタミンB_2も多く含まれています。ゴーヤにはビタミンCが豊富に含まれているので、だいこんの葉のビタミンB_2とで、口内炎予防効果が得られます。

4章

野菜の力で病気を予防

野菜効果で病気をはね返す

野菜をたくさん食べることで、生活習慣病の予防効果が高まります。野菜にはビタミン、ミネラル、食物繊維といった健康に欠かせない栄養成分が豊富に含まれています。

食物繊維は糖質の吸収を遅らせ、血糖値の上昇を遅らせることで、糖尿病予防効果やダイエット効果が期待できます。さらに、デトックス効果もあります。通常の生活から1日に80種類の添加物が体の中に入るとされていますが、この添加物や農薬を体外に排出してくれるのが食物繊維です。

がんや生活習慣病にならないためにも日々の生活で、野菜を十分にとりたいものです。そして、せっかく食べるのですから、食べ合わせ効果をしっかりと活かして効果的な摂り方をすることをおすすめいたします。

1　がんを予防

おすすめの食べ合わせ　カボチャ　＋　なす
おすすめの料理　カボチャの煮もの　＋　なすのぬか漬け

二人に一人はがんにかかり、3人に1人ががんで死亡する時代です。1990年、アメリカのNCI（国立がん研究所）が提案したプロジェクトで公開された、「デザイナーフーズ」では、がん予防効果の高い食品40種類を、効果の高い順にピラミッドで表しています。ピラミッドの頂点はにんにく、キャベツ、大豆、しょうが、にんじん、セロリなどです。次はたまねぎ、オレンジ、レモン、芽キャベツ、トマト、なす、ピーマン、ブロッコリー、カリフラワー、グレープフルーツ。そして、バジル、タラゴン、オレガノ、きゅうり、タイム、ローズマリー、じゃがいもなどが続きます。

このような食品を毎日の食生活で、極力摂ることを心がけていただきたいと思います。

カボチャのβ-カロテンには強力ながん予防効果があることが知られています。カボチャは夏野菜ですが、追熟するので、本当に甘く美味しくなるのは冬です。なすは、ビタミン、ミネラル、食物繊維を少量ずつバランスよく含んでいます。紫色の色素は「ナスニン」で、ポリフェノールの一種です。ポリフェノールは活性酸素や過酸化脂質を抑制する働きがあることから、がん予防効果やアンチエイジング効果があります。

カボチャの煮物となすのぬか漬けとの食べ合わせで、かぼちゃのβ-カロテンとなすのナスニンから、強力ながん予防効果が得られます。

2　糖尿病を予防

おすすめの食べ合わせ　　れんこん　＋　ごぼう

おすすめの料理　　筑前煮

糖尿病患者の予備軍は2050万人（平成25年）となり、糖尿病は国民病といわれています。

糖尿病は、インスリンが不足して、血糖値が高くなる病気。多くは食事や運動不足など生活習慣が原因と考えられ、糖尿病の95％を占めています。

精製された米やパンは食べてすぐに血糖値を上げやすいので、糖尿病になる確率が高まります。玄米や麦や雑穀を混ぜたりすることをおすすめします。

カロリー制限が大切な要素となりますので、甘いものや脂肪の多いものは避けるようにしましょう。炭水化物だけの食事も避けることが大切です。

野菜では、食物繊維の多い野菜が食後の血糖値の上昇を抑える働きがあるので、おすすめです。れんこん、ごぼうの他には、セロリ、ぜんまい、たけのこ、おかひじき、オクラ、モロヘイヤなどがあります。

れんこんやごぼうは食物繊維が多く、特に不溶性食物繊維が多く含まれていますので、食後の血糖値の上昇を抑え、糖尿病予防効果が期待できます。

3　高血圧を予防

おすすめの食べ合わせ　**ほうれんそう　＋　じゃがいも**

おすすめの料理　**ほうれんそうとじゃがいもの味噌汁**

高血圧の人は国内に約４３００万人以上いるといわれ、最も患者数の多い生活習慣病です。塩分の取りすぎは高血圧につながりやすいので注意が必要です。放っておくと、脳卒中や心筋梗塞、糖尿病などの合併症をおこしやすいといわれています。

高血圧の原因は、遺伝や生活習慣にあるといわれ、日常生活では塩分のとりすぎ、過剰なストレス、肥満、大量のアルコール摂取、運動不足、タバコの吸いすぎなど。

高血圧を予防する食事は、まず、塩分を減らすことが重要です。減塩法としては、酢を使ってお醤油の量を減らしたり、香辛料を効かせて塩分を減らすようにすることをおすすめします。

栄養素としては、カルシウム、マグネシウム、カリウムを含む食品を摂ることです。カルシウムが不足すると副甲状腺ホルモンの影響で心臓や血管の収縮が進み、血圧が上がります。カルシウムは緑黄色野菜に多く、特にほうれんそう、こまつななどに含まれます。マグネシウムはカルシウムの働きを助けて血圧を下げます。ほうれんそうなどの緑黄色野菜とえだまめ、いんげんまめ、大豆に多く含まれます。カリウムは動脈の緊張を弱め、血圧を正常にします。また、塩分の排出効果もあるのです。カリウムは、じゃがいも、さつまいも、おかひじき、切り干しだいこん他、多くの野菜に含まれています。ただし、腎臓の悪い方は、カリウムの摂りすぎは高カリウム血症を招く恐れがあるので注意しましょう。

おすすめ料理の「ほうれんそうとじゃがいもの味噌汁」は、ほうれんそうに含まれるカルシウムとマグネシウム、じゃがいもに含まれるカリウムが塩分を排出することで、高血圧予防効果が期待できます。

4 脂質異常症（高脂血症）を予防

おすすめの食べ合わせ　納豆 ＋ オクラ
おすすめの料理　納豆のオクラ和え

脂質異常症とは、血液中に含まれるコレステロールや中性脂肪（トリグリセライド）などの脂質が、一定の基準よりも多い「血液ドロドロ」の状態をいいます。

自覚症状はほとんどありません。そのため気づくのが遅れ、ある日突然心筋梗塞などの発作におそわれる人が少なくありません。

脂質異常症の原因の多くは、食生活にあります。食べすぎ、飲みすぎ、あるいは高カロリー食材などのとりすぎによる、慢性的なカロリー過多が最大の原因。

脂質異常症を予防する食事は、肉類などの動物性脂肪をひかえめにすること。青魚に含まれている不飽和脂肪酸のEPA（エイコサペンタエン酸）やDHA（ドコサヘキサエン酸）は、悪玉（LDL）コレステロールを減らす働きがあります。

大豆など植物性たんぱく質には、血液中のコレステロールや中性脂肪を減らす働きがあります。また、モロヘイヤやオクラ、やまいもや納豆などに含まれているムチンやりんごのペクチンなどの水溶性食物繊維には、コレステロールや中性脂肪が小腸で吸収されるのを妨げる作用があり、脂肪を摂る量を減らすことができます。

おすすめの食べ合わせでは、納豆の水溶性食物繊維のムチンとオクラのムチンとで、コレステロールや中性脂肪の吸収を抑えることができます。

5　動脈硬化を予防

おすすめの食べ合わせ　　たまねぎ　＋　さといも

たまねぎとさといもの煮物（芋煮）

おすすめの料理

動脈は心臓から押し出された血液を全身へ運ぶ血管です。この動脈の壁にコレステロールや中性脂肪などがたまって、厚くなったり、硬くなったりして、働きが悪くなった状態を「動脈硬化」といいます。

動脈硬化が起こっていても、自覚症状を感じることはほとんどありません。しかし、放っておくと心筋梗塞や脳梗塞など、命に関わる病気が引き起こされる危険性があります。

動脈硬化を予防する食事は、まず脂肪の摂りすぎを防ぐことと、摂り方に気をつけること。脂肪は、肉やバターのように体の中で固まる脂肪（飽和脂肪酸）でなく、魚の脂肪や植物油のように液体状（不飽和脂肪酸）の脂肪を摂ることです。そして血行を良くするビタミンEを摂取することです。

また、食物繊維はコレステロールの排出を促進します。水溶性食物繊維のムチンやマンナン、ペクチンを含む食品がおすすめです。ムチンはモロヘイヤ、オクラ、やまいも、納豆に含まれます。マンナンはこんにゃくいもに、ペクチンは、りんご、みかん、かき、いちご、ももなど果物に多く含まれます。大豆たんぱくは、血清コレステロールを低下させるので、味噌汁や大豆製品も積極的に摂りましょう。

おすすめの料理では、たまねぎにはケルセチンが含まれ、血液をサラサラにする作用があります。中性脂肪を除き血液の流れを良くする硫化アリルも含まれています。さといもの粘り成分のガラクタンは、血中脂肪を減らし動脈硬化の予防が期待できます。

6　肝臓病を予防

おすすめの食べ合わせ　モロヘイヤ　＋　こまつな
おすすめの料理　モロヘイヤとこまつなのサラダ

肝臓病の主な原因は「ウィルス」「アルコール」「薬」の3点。肝臓病の代表はA型からG型まである「肝炎ウィルス」によります。特にC型慢性肝炎の患者さんは、120万人位存在します。

また、アルコールによる肝障害が増えていて、アルコール性肝疾患は脂肪肝によってはじまり、さらに多量に飲み続けるとアルコール性肝炎や肝硬変へと進展します。

肝臓病を予防する食事は、良質のたんぱく質を摂る、ビタミン・ミネラルを十分に摂る、良質の脂肪を控えめに、アルコールは禁酒ということです。

肝機能強化のビタミンは、ビタミンB群やビタミンCです。ビタミンB群は納豆、しその葉、モロヘイヤ、いんげんまめ、えだまめなどに多く、ビタミンCは、ブロッコリー、カリフラワー、パセリ、ピーマン、こまつなを摂ることをおすすめします。ミネラルは、ほうれんそうなどの緑黄色野菜や、いんげんまめややえだ豆などの豆類です。

おすすめの料理は「モロヘイヤとみずなのサラダ」。みずなのビタミンCとモロヘイヤのビタミンB_2とで、肝機能強化が期待できます。

7　胃潰瘍を予防

おすすめの食べ合わせ　ブロッコリー　＋　やまいも

おすすめの料理　ブロッコリーのやまいもかけ

空腹時のみぞおち付近の痛み、胸焼けやゲップなどの胃酸過多症状は、暴飲暴食やストレスからくる病気と考えられていましたが、近年ヘリコバクター・ピロリ菌の感染との関係が深いことがわかりました。

ヘリコバクター・ピロリ菌という細菌に感染すると胃粘膜が弱り、胃壁が自分の胃酸によって傷つくことなどによって潰瘍ができることがわかっているそうです。

さらに最近は、解熱鎮痛剤が原因の潰瘍が増えているとのことです。薬局で手軽に購入できる、頭痛で簡単に服用しがちの鎮痛薬ですが、解熱鎮痛薬が原因の「ＮＳＡＩＤｓ潰瘍」は、胃潰瘍のリスクがあるそうです。

黒い便や貧血はすでに胃からの出血がある証拠で、かなり症状が進んでいる状態です。胃潰瘍の予防には、暴飲暴食を避けるように。脂っこい料理を控え、腹八分目、できれば七分目位を心がけてください。ゆっくりと噛んで食べることも大切です。

コーヒー、紅茶、ココア、炭酸飲料や生にんにく、タバコなどの刺激の強い嗜好品は胃液の分泌が増えるので、とりすぎないように。また、レモンのような酸味の強いかんきつ類をストレートで摂らないようにしましょう。

ごぼう、セロリなど食物繊維のとりすぎを避け、かぶやじゃがいもなど消化のよい食材がおすすめです。

ブロッコリーには、胃潰瘍の原因ともいわれるピロリ菌を殺す作用があるスルフォラファンが含まれています。おすすめ料理では、茹でた（できれば生で。アメリカ人は生で、ディップという濃めのソースをつけて食べます）ブロッコリーは消化酵素を含み、消化のよいやまいもをかけます。

8　過敏性腸症候群を予防

おすすめの食べ合わせ　　赤ピーマン　＋　クレソン
おすすめの料理　　　　　赤ピーマンとクレソンのサラダ

過敏性腸症候群は主に大腸の運動、および分泌機能の異常で起こる病気の総称で、代表的なストレス病といわれています。40歳以上の人に多く、急増しています。日本では消化器科を受診する人の3分の1を占めます。

便通の状態により、便秘型、下痢型、交代型の3つに分類されますが、男性では下痢型、女性では便秘型が目立ちます。

過敏性腸症候群を防ぐには、まず食事の前にストレスの原因を除くことです。ストレスから体を守る栄養素はビタミンC、マグネシウム、カルシウムなど。ビタミンCの多い野菜は、ブロッコリー、カリフラワー、ピーマン（特に赤ピーマン）など。マグネシウムは、「抗ストレスミネラル」と呼ばれ、ストレスによって最も失われるミネラルです。えだまめ、いんげんまめ、ほうれんそう、こまつななどの緑黄色野菜に多く含まれます。イライラを防ぐ作用のあるカルシウムの働きを正常にする役割もあるので、カルシウムとともにバランスよく摂取することが大切です。カルシウムはパセリ、モロヘイヤ、だいこんの葉、バジル、しそ、こまつな、クレソンなどに多く含まれます。

またビタミンCはストレスから体を守るホルモンを副腎で合成するのに使われます。ストレスが加わると速やかにホルモン分泌量が増し、ビタミンCが失われるので、補充することが大切です。

おすすめ料理では、レモンの1・7倍のビタミンCを含む赤ピーマンとカルシウムの多いクレソンのサラダが、ストレスに強い体を作ってくれます。

9　逆流性食道炎を予防

おすすめの食べ合わせ　パイナップル　＋　キウイフルーツ

おすすめの料理　フルーツサラダ

逆流性食道炎は、強い酸性の胃液や、胃で消化される途中の食物が食道に逆流して、そこにとどまるために、食道が炎症を起こし、胸やけや胸の痛みなど、さまざまな症状が生じる病気です。もともと日本人には少ない病気でしたが、食生活の変化などによって、最近、患者さんが増えています。

胃には酸から粘膜を守る防御機能が働いていますが、食道にはこの防御機能がありません。胃酸が食道に逆流すると、食道粘膜は強い酸である胃酸にさらされて炎症を起こします。さらに胃酸によって活性化されたたんぱく質分解酵素が食道を傷つけます。こうした胃から食道への逆流が繰り返し起こると、食道の粘膜にただれや潰瘍が生じ、胸やけや呑酸などの不快な症状が起こります。これが逆流性食道炎です。

粘膜を守るビタミンＡ（β-カロテン）を含む食品や、酵素を含む食品を摂ることです。

ビタミンAとして働くβ-カロテンは、にんじん、かぼちゃ、ほうれんそう、こまつな、にらなどに多含まれます。

おすすめの料理は、消化を良くするための酵素を含むパイナップルとキウイフルーツのサラダ。酵素を含む食品は、パイナップルの酵素ブロメリン、キウイフルーツの酵素アクチニジンには、たんぱく質の分解を促進する作用があります。肉料理などの後に食べると、消化がよくなり、胃にとどまる時間が短くなることで、逆流性食道炎を防いでくれます。

著者
白鳥早奈英（しらとり　さなえ）
栄養学博士（管理栄養士、調理師）、心療カウンセラー、健康運動指導士。青葉学園短期大学食物栄養科・日本女子大学食物科卒業後、東京農業大学栄養科、アメリカ・ジョージア州立大学栄養学科、茨城キリスト教大学大学院栄養学科、帝京平成大学大学院健康栄養学科で学ぶ。アメリカ・ジョージア州エモリー大学講師。1982年、日本で初めて栄養学的な面から「食べ合わせ」を提唱。現在、新聞・雑誌での執筆のかたわら、カルチャーセンター講師、テレビのコメンテーターとしても活躍。著書多数「食塾」主宰。
http://www.s-shiratori.com

カラダによく効く野菜の食べ方

二〇一五年一一月一〇日　第一版　第一刷

著　者……………白鳥早奈英
発行者……………後藤高志
発行所……………株式会社　廣済堂出版
〒一〇四―〇〇六一　東京都中央区銀座三―七―六
電　話　〇三―六七〇三―〇九六四（編集）
　　　　〇三―六七〇三―〇九六二（販売）
ＦＡＸ　〇三―六七〇三―〇九六三（販売）
振　替　〇〇一八〇―〇―一六四一三七
URL　http://www.kosaido-pub.co.jp

装　丁……………盛川和洋
印刷所
製本所……………株式会社　廣済堂

ISBN978-4-331-51972-1　C0295

健康人新書

老眼をあきらめるな！

足立和孝／有安正規

ISBN 978-4-331-51942-4 定価：本体800円＋税

最近、40歳代でも「老眼かな？」となる人が増えている。しかし、老眼は遅らせて回復させることは可能である。本書では、目の疲れやかすみをすっきりさせ、老眼の予防や改善に効くマッサージとトレーニングを紹介。

一日一万歩はやめなさい！

青柳幸利

ISBN978-4-331-51955-4 定価：本体800円＋税

NHK『ためしてガッテン』『あさイチ』などで取り上げられたことでも話題の健康法。幅広く信じられている「1日1万歩」は不調の元!? 認知症など、万病を防ぐ健康法を、はっきりとしたエビデンスとともに語る。